TRAITÉ
SUR
LES PROPRIÉTÉS
ET LES EFFETS
DU CAFÉ.

TRAITÉ
SUR
LES PROPRIÉTÉS
ET LES EFFETS
DU CAFÉ,

PAR M. B. MOSELEY,

Docteur en Médecine, Auteur des Observations sur la Dyssenterie des Indes Occidentales;

TRADUIT DE L'ANGLOIS,

Sur la troisieme Édition,

PAR M. LEBRETON,

Inspecteur-Général des Remises des Capitaineries Royales, de l'Académie Royale des Sciences d'Upsal, & Correspondant de la Société Royale d'Agriculture de Paris.

Avec les Observations sur la culture du Café, par *M.* FUSÉE-AUBLET.

A PARIS.

Chez PRAULT, Imprimeur du Roi, [illegible] des Augustins, à l'Immortalité.

M. DCC. LXXXVI.

Avec Approbation & Privilége du Roi.

A MA MERE.

MA TRES-HONORÉE MERE,

QUELQUE avantageux que soit à bien des personnes l'usage du Café, tout ce qui est relatif à l'histoire de cette plante précieuse & même aux bons effets qu'elle peut produire, leur paroit de peu d'importance ; du moins leurs notions à cet égard sont ordinairement très-peu étendues. Vous n'avez pas,

MA TRÈS-HONORÉE MERE, encouru le même reproche d'indifférence, & votre reconnoissance envers cette boisson s'est manifestée si souvent devant moi en points d'interrogation, que j'ai cru ne pouvoir mieux remplir votre attente que par un ouvrage détaillé sur cette matière. Mon dessein étoit d'abord de mettre sous vos yeux un extrait de ce qui en a été publié de plus intéressant ; mais j'ai trouvé mon travail tout fait dans l'ouvrage que M. MOSELEY a publié en anglois, & dont j'ai entrepris la traduction : vous y verrez que le Café a essuyé des révolutions bien dignes d'occuper une place dans la grande hiſtoire des ſottiſes humaines ; vous le verrez alternativement proſcrit & permis, prôné & mépriſé, & convertiſſant enfin à force de bienfaits, ſes perſécuteurs en proſelytes.

M. MOSELEY ayant négligé de faire mention de M. FUSÉE-AUBLET, qui a cependant publié des choſes intéreſſantes ſur le Café, j'ai cru devoir réparer cette omiſſion, en tranſcrivant ce que l'Auteur François avoit dit avant M. MOSELEY ſur le même ſujet.

Ce foible hommage que j'ai voulu vous offrir de concert avec mon

Frere, & le tribut de reconnoiſſance que nos vaiſſeaux chargés à Moka me mettent à même de vous payer chaque année, ne m'acquitteront jamais envers vous, de tous les bienfaits dont je vous ſuis redevable; mais j'oſe me flatter que vous me ſaurez gré du moins d'avoir cherché une occaſion de vous témoigner les ſentimens d'attachement & de vénération avec leſquels je ſuis,

Ma très-honorée Mere,

Votre ſoumis & reſpectueux Fils,

F. Le Breton.

PRÉFACE

DE LA SECONDE ÉDITION.

La premiere édition de ce Traité ayant été favorablement accueillie du Public, nous nous ſommes vus dans la néceſſité d'en publier une ſeconde; je la préſente aujourd'hui au Lecteur, avec des additions que j'ai cru lui être agréables & utiles. Ce que j'avance dans cet Ouvrage eſt non-ſeulement le fruit de ma propre expérience, mais encore de celle de pluſieurs perſonnes dont les lumieres ſont connues. J'ai cru devoir recourir à leur témoignage dans une matière où l'on a tant de préjugés à combattre, qu'on ne ſauroit y ſubſtituer ſes propres opinions, ſans encourir le reproche de ſingularité.

En traitant des avantages que le Public retireroit de l'uſage général du café, on ne peut ſe diſpenſer de réfléchir auſſi ſur le bénéfice politique qui réſulteroit en même tems pour le Royaume, de l'augmentation de cette culture dans les Colonies.

Cet objet très-important même pour les Colons, a la plus grande influence ſur la proſpérité de nos poſſeſſions dans les Antilles, & il exige conſéquemment de la part de l'État, une attention particulière.

» Il n'y a que l'homme ignorant » & ſuperficiel, dit M. Necker, en » parlant des Colonies Françoiſes, qui » affecte de mépriſer le produit de » nos plantations. « Cette grande propriété augmente conſidérablement le revenu de l'Angleterre, & ſupplée totalement à un des articles les plus utiles, (peut-être même aujourd'hui néceſſaire) à la vie. Cependant, pluſieurs Colons, quoique ruinés par les malheurs ſans nombre dont ils ont été derniérement les victimes, & accablés ſous le poids toujours plus conſidérable des beſoins de l'État, ont, du moins en partie, réſiſté à tous ces obſtacles, par les efforts courageux de leur vertu induſtrieuſe.

C'eſt au plus ou moins grand nombre de Blancs qu'eſt dûe la principale ſûreté des îles; cette claſſe d'Habitans eſt principalement compoſée de ceux qui cultivent les denrées inférieures d'entrepôt, parmi leſquelles le café eſt actuellement la principale.

Cette population a toujours été proportionnée à l'augmentation, ou à la diminution de ces entrepôts. On peut citer l'indigo pour exemple : tant que la culture de cette plante a été encouragée à la Jamaïque, & avant qu'on eût mis sur cette substance un impôt si mal imaginé, que la fabrication en fut détruite dans nos Colonies à l'avantage des François, à qui l'on fit passer ainsi cette branche de commerce, il y avoit dans cette île un nombre de Blancs bien plus considérable qu'actuellement, quoiqu'on y recueille cependant, cinq fois plus de sucre & de rhum qu'on ne faisoit alors.

La culture du café exigeant peu de fonds, les gens d'une fortune médiocre sont, par cette raison, engagés à s'établir dans les îles. Cette branche de culture eſt une reſſource honnête pour l'homme induſtrieux, dont le commerce n'a pas eu le ſuccès qu'il en attendoit, & pour ceux dont les entrepriſes plus vaſtes ont échoué. C'eſt une occupation facile qui exige peu de travail : des enfans peuvent en faire une bonne partie. Le terrein doit être ſec & dans une bonne expoſition. Ces plantations peuvent donc être conſidérées comme favorables à la population.

Le ſol qui convient le mieux au café ne peut être employé qu'à la culture de cette plante; de mauvaiſes terres dont on ne tiroit aucun parti, deviennent par ce moyen auſſi avantageuſes au propriétaire, que les meilleurs terreins, & elles n'exigent point, comme ceux-ci, des travaux pénibles qui occasionnent parmi les ouvriers, des maladies souvent mortelles dans les pays chauds.

Un grand nombre de petites familles, vivent de leurs plantations de café; elles sont dispersées dans les parties intérieures des îles; elles ont éclairci les forêts & mis en culture les terreins montueux, & ont établi des routes, & des communications très commodes.

Ainsi les Colons vivent en sûreté; ils peuvent tirer de leurs propriétés le parti le plus avantageux. Les retraites des Nègres Marons sont facilement découvertes; le pillage & la déprédation sont prévenus, & les rebelles sont privés d'asyle. Ainsi le crédit du Colon & la sûreté du marchand, reposent sur une base solide: on a appaisé ces troubles qui ont si souvent causé du désordre dans les îles, & occasionné la ruine de plusieurs individus, soit des îles, soit de la Métropole, qui a été longtems privée, en partie, du revenu immense que ces possessions doivent lui rapporter *.

Nous observerons à cette occasion, que dans les plantations de sucre, sources abondantes de richesses pour les propriétaires & pour le Gouvernement, on n'emploie pas assez de Blancs pour la sûreté intérieure, & pour prévenir ou punir la

* On a trouvé, par le relevé fait en 1781, que les droits & impôts se montoient annuellement, environ à 1,344,312 livres sterling, pour le seul produit de la Jamaïque.

révolte des Negres. Comme la main-d'œuvre est simple, on se repose entiérement de ce travail sur les esclaves; & quoiqu'il y ait à la Jamaïque une loi qui ordonne, sous peine de trente livres *sterling* d'amende, par an, en cas de contravention, qu'il y ait un Blanc, au moins, par trente esclaves pour les diriger, ou du moins pour les surveiller; cette loi est souvent violée, ou bien on aime mieux se soumettre à l'amende, parce que les domestiques Blancs sont peu économes, & que leur nombre, quoique plus petit que ne l'exige la loi, suffit cependant pour veiller à la culture & à la fabrication du sucre.

La culture des denrées inférieures d'entrepôt, est cependant, comme nous l'avons déja obſervé, néceſſaire à la vraie exiſtence des Colonies où l'on cultive le ſucre; & je ſuis perſuadé qu'elle leur rapportera plus de bénéfice, qu'on ne l'imagine préſentement. C'eſt alors qu'il y aura un champ ouvert au patriotiſme des Colons; *l'amor patriæ* n'aura plus d'obſtacles à ſurmonter, & ne ſera plus traverſé par l'ingratitude. C'eſt là ſans doute une occaſion de donner des preuves de ſon amour pour la patrie, & de rendre aux hommes, un ſervice qui ne doit point être oublié: & tant qu'un PENRHYN, un LONG & un EDWARDS démontreront avec cette clarté & cette profondeur qui caractériſent leurs écrits, de quelle importance ſont pour la nation, les plantations de ſucre; il y aura peu de personnes, du moins dans l'administration de ce Royaume, qui ne soient convaincues qu'un sujet d'Angleterre qui exerce son industrie à treize cents lieues de sa patrie, ne serve aussi utilement l'Etat, & ne soit aussi digne de sa protection, qu'un Gentilhomme de Province, qui abandonne ses chiens-de-chasse pour donner pendant l'hiver une ou deux fois son suffrage silencieux, & qui se retire le reste de l'année à ses *champs Sabins*, pour y vivre dans la paresse & dans l'ignorance.

M. le Chevalier Nicolas LAWS fut le premier qui planta le café à la Jamaïque; mais comme il mourut trois ans après, en 1731, il n'eut pas la satisfaction de voir les progrès considérables que cette culture y a faits depuis.

Plusieurs Colons & Marchands de cette île, protégerent cette entreprise, en 1732; persuadés qu'elle deviendroit, avec le tems, d'une grande importance, & que le café seroit une production d'entrepôt excellente, ils souscrivirent pour la somme de 220 livres sterling 10 shillings, qu'il leur en coûta pour solliciter un arrêt du Parlement, afin de diminuer les impôts du pays, sur l'importation du café de la Jamaïque dans la Grande-Bretagne. Ils étoient dans ce tems-là de 10 livres sterling par cent pesant. Comme cette circonstance est peu connue à présent, je saisis avec empressement cette occasion de consigner ici les noms des Souscripteurs, &

de rendre ainsi à leur mémoire une partie de l'hommage qui leur est dû comme bienfaiteurs de la Colonie, & comme vrais patriotes.

LONDRES, 1732.

Liste des personnes qui ont souscrit, & remis à M. Roger Drake & Compagnie, les sommes ci-dessous mentionnées, pour les frais d'un arrêt du Parlement, pour encourager les plantations de café dans l'île de la Jamaïque.

	l. st.	shill.
John Ascough, Esq.......	10	10
Thomas Beckford, Esq....	10	10
James Dawkins, Esq......	10	10
Mrs Drake, Pennant & Long.	21	〃
Henry Dawkins, Esq......	10	10

Thomas Fish, Efq........	10	10
M. James Fitter,.........	5	5
Cope Freeman, Efq......	10	10
John Gibbon, Efq........	10	10
M. John Gregory,........	5	5
Capt. Jofeph Hifcox,......	10	10
M. Henry Lang & Comp..	5	5
James Lawes, Efq.........	10	10
John Lewis, Efq..........	10	10
Mrs Sufannah Lowe.......	10	10
Samuel Long, Efq.......	10	10
Charles Long, Efq.......	10	10
Me Mayleigh & Gale......	10	10
Valent. Mumbee, Efq......	10	10
Favele Peeke.............	10	10
Capt. George Wane.......	5	5

Total... 220 l. ft. 10 sh.

En conféquence de cette follicitation, & dans la même année, on paſſa l'*Acte 5, Geo. II*, ayant pour titre : » Arrêt pour encourager la » culture du café dans les plantations » de Sa Majeſté en Amérique. « Il eſt dit dans le préambule de cet arrêt, que le ſol & le climat de la Jamaïque ſont très-propres à la culture de cette denrée ; l'impôt, qui étoit auparavant de deux shillings par livre de café provenant des plantations Anglaiſes, a été réduit par le même arrêt à dix-huit ſols ſterling, rendu dans la Grande-Bretagne. Cet impôt, qui a été le même pendant pluſieurs années, produiſoit à l'Etat un revenu annuel d'environ 10,000 liv. ſterling. Il y a quelques années que ſur la repréſentation des Colons des Antilles, Lord Jean Cavendish, qui étoit alors Chancelier de l'Echiquier, consentit à déduire un shilling sur cet impôt. Cette diminution, quoique très-considérable, doit servir de leçon aux Financiers, puisque l'impôt qui n'est aujourd'hui que de six sols sterling par livre, produit une somme près de trois fois plus forte que celle qu'on percevoit, lorsqu'il étoit à dix-huit sols : tant est vraie la maxime, qu'une trop forte imposition trompe toujours l'avidité de ceux qui l'ont établie.

On a supputé qu'un acre * de terre pouvoit contenir onze cens pieds de café ; qu'ils donnoient du fruit dix-huit mois après avoir été semés ; que les arbres continuoient de rapporter l'espace de sept ou huit ans ;

* De 140 perches à 22 pieds.

que chaque arbrisseau, après avoir donné du fruit pour la première fois, produisoit à-peu-près une livre & demie, ou deux livres de café, l'un portant l'autre. L'on a encore supputé que six ou huit domestiques suffisoient pour la conduite de dix ou douze acres, & pour la culture des productions nécessaires à leur nourriture. D'après ce calcul, il est évident qu'un acre de terre, en supposant que le tems ne soit pas défavorable, peut rapporter annuellement depuis 1700 livres pesant, jusqu'à 2200 livres de café, qui, portées au marché, peuvent être vendues depuis 9 livres st. 15 sh. jusqu'à 12 livres sterl. 15 shill. net; bénéfice qui n'est pas bien considérable; car il n'est guères que d'un peu plus de cinq shillings par livre; & il ne peut l'être davantage, tant que l'impôt sera de six sols par livre. Mais si l'impôt n'étoit pas plus fort que celui qui est actuellement sur le sucre, le profit moyen par arpent seroit d'environ 40 livres sterling par an. Le profit net sur cet article est, à présent, à la Jamaïque à-peu-près égal à celui du sucre; c'est-à-dire, de 10 à 12 livres sterling par arpent.

En 1752, l'exportation du café de la Jamaïque, se monta à 60,000 livres pesant. En 1775, à 440,000 livres. On a raison d'espérer que l'impôt n'étant que de six sols par livre, l'exportation augmentera plutôt qu'elle ne diminuera. Cependant il n'est pas probable que le café devienne jamais un objet de culture très-étendu dans nos Colonies, à moins que ce même impôt ne ſoit diminué, ou bien à moins qu'il ne ſoit défendu de mettre le café étranger en concurrence, dans les villes d'Angleterre, avec celui de la Jamaïque. Les Colons de cette île, après une multitude d'expériences & les efforts les plus louables, ont enfin découvert l'art de cultiver, de nettoyer & de ſoigner les grains de café; & ils y réuſſiſſent ſi bien, qu'il peut être mis en parallèle avec celui qui croît en Arabie. Quelques échantillons apportés de la Jamaïque ont été jugés même par de bons connoiſſeurs de Londres, ſupérieurs au café le plus eſtimé du Levant.

Il ne m'appartient pas d'examiner ſi l'on peut prévoir les révolutions qui peuvent changer la conſtitution de notre commerce ; mais la Légiſlation Angloiſe a devant les yeux un ſage exemple, dans la manière d'agir des François ſur cet objet ; ils protègent & étendent la culture de tout ce qui peut tenir lieu des articles que les Européens vont acheter aux Indes Orientales. Le piment, (*Myrtus arborea aromatica foliis laurinis*,) appellé en anglois *all ſpice*, (toute épice,) parce qu'il réunit les différentes ſaveurs du girofle, de la canelle, du genièvre, de la noix muſcade & du poivre; eſt une épice particulière à la Jamaïque *: & elle

* On a importé annuellement de la Jamaïque en Angleterre depuis 12,000 juſqu'à 15,000 ſacs de piment: chaque ſac conte-

convient dans un plus grand nombre de circonſtances que les épices des grandes Indes, dont elle réunit les vertus. Les différens uſages auxquels on employe le piment en Europe ſont peu connus de ceux qui le cultivent. Je puis, au moins, leur révéler un ſecret : c'eſt que ſon huile eſſentielle, colorée avec la racine d'Orcanette pour lui donner l'apparence d'ancienneté, eſt vendue dans toute l'Europe pour l'huile de clou de girofle *.

---

noit environ cent livres peſant, payant un impôt de deux ſols par livre.

* La ſaveur principale & dominante du piment eſt ſemblable à celle du girofle : ſon huile ſe rapporte exactement à celle de cette épice, & va, comme elle, au fond de l'eau ; &, comme celle du girofle, elle réſide principalement dans l'écorce.

Le Chevalier HANS SLOANE, dans les *Transactions Philosophiques abrégées*, *Tom. II*, *p. 667*, dit que le Piment peut justement être mis au rang des épices les meilleures, les plus douces, les plus tempérées & les moins nuisibles; elle devroit, suivant lui, être d'un usage plus général ; elle mérite d'être cultivée préférablement aux autres denrées de cette espèce qu'on retire des grandes Indes ; elle les surpasse presque toutes, soit pour aider à la digestion, atténuer les humeurs, échauffer modérément & fortifier l'estomac, chasser les vents, & produire sur les viscères les bons effets qu'on attend ordinairement des épices. Je peux apporter, en mon particulier, un grand nombre de preuves relativement à la supériorité des épices d'Amérique ſur celles des épices du Levant qu'on achète fort cher, & qu'on va chercher bien loin; le Piment, étant une production d'une de nos Colonies, où il croît abondamment, pourroit être réduit à un prix aſſez modique pour que le pauvre fût à même, dans la Grande-Bretagne, de jouir facilement de ſes excellentes propriétés, qui, par la ſuite, lui ſeront ſuffiſamment connues.

L'encouragement de tout article qui augmente la correſpondance avec nos Colonies, augmente en même tems notre commerce: le payement des marchandiſes d'entrepôt des Indes Occidentales ſe fait dans nos manufactures; leur vente doit augmenter à proportion de la quantité qu'on emploie dans la culture de ce qu'on échange pour eux. Nos îles d'Amérique, ſans diminuer nos eſpèces numéraires, peuvent au contraire nous en fournir pour ſubvenir à nos beſoins dans d'autres parties du monde *. La quantité de vaiſſeaux & de matelots néceſſairement employés pour y porter des ſubſides, & rapporter des marchandiſes en Europe, doit être très-conſidérable. Il faut ajouter encore à ces déſavantages une conſidération politique qui nous apprend qu'en décourageant ainſi nos propres Colonies, nous produirons un effet contraire ſur celles des François qui fourniront nos marchés de ce qui

---

* La Compagnie des Indes paye en eſpèces le café Moka. Le prix eſt d'environ 7 livres ſterling le cent peſant.

leur manque, au détriment de notre revenu, & appauvriront ainſi nos Colonies.

Ainſi la France par une conduite bien entendue, puiſqu'elle a pour baſe la grande maxime politique, de vendre à tout le monde, & » de ne point » acheter de l'étranger, « ajoute aux richeſſes naturelles de ſon pays, tout l'argent monnoyé de l'Europe *.

Je ne ſais pendant combien de tems

* M. Necker dit qu'il y a préſentement en France autant d'eſpèces numéraires que dans l'Europe entière : qu'il y en a dix fois autant qu'en Angleterre, même en comptant le papier-monnoie, & que la France a acquis pendant l'eſpace des quinze dernières années 40,000,000 de livres, faiſant 1,750,000 l. ſterling, qui égalent l'augmentation de la monnoie de tous les États Européens enſemble.

tems nous conſerverons notre ſupériorité ſur elle, dans quelques branches de manufacture; mais je crois que ce n'eſt qu'en imitant ſon exemple, c'eſt-à-dire en augmentant le produit de notre ſol, en encourageant la conſommation des denrées qui peuvent procurer de l'emploi aux Colons nos ſujets; que l'Angleterre retirera de cette conduite les mêmes avantages que la France. Nous enrichirons nos Colonies, nous augmenterons leur attachement pour la Métropole; la population néceſſaire à la ſûreté des Colons, augmentera. Elle accroîtra ſa Marine, fortifiera ſon Gouvernement, & aggrandira ſon Empire.

Londres, 15 Juin 1785.

TRAITÉ SUR LES PROPRIÉTÉS ET LES EFFETS DU CAFÉ.

C'EST une opinion généralement reçue que les alimens ont une aussi grande influence sur l'économie animale, que le climat.

Il est donc de la plus grande importance de s'occuper de tous les objets qui ont rapport à la diététique ; & de s'attacher à connoître les substances, dont l'emploi seroit dangereux, pour les faire rejetter, & celles qui ont une influence avantageuſe ſur le tempérament, pour en répandre l'uſage, & augmenter ainſi le nombre de nos jouiſſances.

Dans cette idée, je me hazarde à ſoumettre au public quelques obſervations ſur les propriétés & les effets du café, conſidéré comme aliment & comme médicament.

Cette denrée n'a été juſqu'à préſent, en Angleterre, qu'un objet de luxe; à peine du moins l'a-t-on conſidéré dans ſes rapports avec l'intérêt public; mais le Gouvernement ayant ſagement obſervé que cette production de nos îles étoit renchérie par nos propres ſujets, a derniérement diminué l'impôt ſur l'importation du café des Colonies; ce qui a facilité l'acquiſition de cette denrée. Il y a apparence que la conſommation en deviendra d'autant plus conſidérable, que l'uſage n'en eſt rien moins que dangereux, & qu'elle n'eſt ſujette à aucune altération. Ainſi il y a lieu d'eſpérer qu'il ſe répandra dans les campagnes, & qu'il deviendra, pour la plus grande partie du peuple, une reſſource précieuſe dans un grand nombre de circonſtances.

La plante, les grains & la boiſſon qui en eſt faite, portent communément le même nom. Les Egyptiens nomment la boiſſon, dont nous parlons, *elkarie;* les Perſans *cahwa;* les Arabes *cachua* & *coava;* les Turcs *chauve*, & *cahue;* d'où tirent leur origine *caphé*, café, *coffi*, *coffee* & *coffea*, noms ſous leſquels cette boiſſon eſt généralement connue en Europe.

Pluſieurs Auteurs *, & particulierement

---

* Auteurs qui, ſuivant M. *Moſeley*, ont donné la deſcription botanique du café.

Bon. Alpin. de Plantis Ægypti, cap. 16.

Bon vel Ban arbor. J. Bauhin, 422.

Evonymo ſimilis Ægyptiaca fructu baccis Lauri ſimili. C. Bauhin; Pinax Theat. Botanic. 428.

Bon vel Ban ex cujus fructu Ægypti pole Chev. Hans Sloane, dans les Trans. Ph. N°. 208, p. 63; le Docteur Browne, dans ſon Hiſtoire Naturelle de la Jamaïque; & M. Ellis en 1774, ayant déja donné la deſcription botanique du café & n'ayant laiſſé preſque rien à déſirer ſur la culture & ſur l'hiſtoire de cette plante, il paroît inutile de nous arrêter ſur ces mêmes objets. Cet eſſai

---

tum Coava conficiunt. Pluken. Phytog. 272.

Coffee frutex, &c. Raij. hiſtor. Plant. t. 2, p. 1691.

Jaſminum Arabicum cujus fructus Coffy dicuntur. Boerhaave, Ind. P. 2, p. 217.

Bon arbor cum fructu ſuo Buna. Parkinſon, Theatr. Botan. 1622.

Jaſſaminum Arabicum, Lauri folio, cujus ſemen apud nos *Café* dicitur. Juſſieu, Mém. de l'Acad. 1713, p. 388, t. 7.

Arbor Yemenſis, fructum Coffe ferens, &c. &c. Duglas.

Jaſminum Arabicum, caſtaneæ folio, flore albo odoratiſſimo. Till. Pis. 87. t. 32.

Coffea Arabica, floribus quinquefidis diſpermis. Linn. Spec. Plant. ed. 2. p. 245.

renfermera cependant quelques traits relatifs à l'hiſtoire de cette plante, qui eſt remarquable, non-ſeulement parce que ſon uſage a été adopté univerſellement dans le Levant, mais encore parce qu'il s'eſt perpétué, malgré le caprice du goût, la violence des loix & l'auſtérité de la religion qui s'étoient réunies pour le proſcrire.

Le détail ſuivant puiſé dans un Auteur Arabe, mettra le Lecteur au fait des révolutions qui s'élevèrent à l'occaſion du café & des préjugés qui en combattirent l'uſage chez les Mahométans. Quoiqu'on y trouve quelques idées plaiſantes, & des opinions contradictoires alors adoptées ſur le café, ce détail pourra cependant être intéreſſant pour les perſonnes qui aiment à réfléchir ſur les bagatelles qui agitent ſouvent avec violence de grandes ſociétés; & qui penſent que les Etats auſſi-bien que les individus, peuvent être ſérieuſement ridicules & également exposés à une illusion passagere. On y verra aussi que le café qui après tant d'efforts surmonta enfin tous les obstacles que lui opposoient les Médecins, fut bien près d'être défendu par *l'Alcoran;* mais que la querelle entre *l'Alcoran* & le café finit en quelque sorte par un accommodement.

» KHAIR BEG, Gouverneur de » la Mecque, sous le *Sultan* d'Egypte, » n'avoit jamais pris de café. Un jour » en sortant de la Mosquée, après la » priere du soir, il vit près de la porte » plusieurs personnes assemblées qui » prenoient du café, pour passer la nuit » en prières; il en fut très-offensé, parce » qu'il crut d'abord qu'elles bûvoient du » vin. Mais il fut fort étonné lorsqu'on » lui expliqua les vertus de cette li- » queur, & qu'il apprit qu'on en fai- » soit déjà un assez grand usage à la » Mecque, & qu'elle avoit la propriété » d'exciter la gaité: mais comme il

» étoit dans l'idée que le café étoit enivrant, ou au moins d'une nature propre à faire commettre des actions défendues par la loi, il ordonna à ces personnes de sortir de la Mosquée, avec défense de s'assembler à l'avenir dans un pareil lieu pour une occasion semblable : il convoqua le lendemain une assemblée où siégèrent les Magistrats, les Docteurs de la loi, les Prêtres & les hommes les plus éminens de la Mecque, auxquels il communiqua ce qu'il avoit vu la nuit précédente ; ajoutant qu'il étoit informé que ces abus arrivoient fréquemment dans les cafés publics, & qu'il désiroit d'avoir leurs avis sur les moyens d'y remédier.

» Les Docteurs convinrent que les cafés publics avoient besoin de Réglemens, comme contraires à la loi du pur Mahométisme ; & ils déclarèrent relativement au café, qu'il étoit nécessaire d'examiner s'il étoit perni-

» cieux au corps ou à l'esprit, & qu'il
» falloit conséquemment prendre sur
» ce sujet, l'avis des Médecins.

» Le Gouverneur fit venir deux Persans qui étoient frères, & les plus illustres Médecins qui fussent alors à la Mecque; l'un deux écrivit même contre l'usage du café, craignant peut-être (dit notre Auteur) pour ses intérêts; quoi qu'il en soit, ils ne manquèrent pas de publier que le café étoit froid, sec, & nuisible à la santé.

» Un Docteur de l'assemblée repliqua, que Bengiaslah, ancien Médecin Arabe très-renommé, avoit dit que ces grains étoient chauds & secs, & conséquement qu'ils ne pouvoient pas avoir les qualités qu'on leur attribuoit maintenant.

» Les Médecins Persans répondirent que Bengiazlah ne se connaissait point en café; ils signifièrent que quoiqu'il fût mis au rang des

» choſes indifférentes, ou dont chacun
» peut faire un libre uſage, il étoit
» cependant propre à conduire à des
» actions illicites; & que, dans cette
» alternative, il valoit mieux le pro-
» hiber.

» Cette déciſion gagna tous les ſuf-
» frages; & pluſieurs des convoqués
» même, ſoit préjugé ou faux zèle, af-
» firmèrent que le café avoit en effet
» troublé leur cerveau: un des aſſiſ-
» tans ſoutint qu'il ennivrait comme
» le vin; ce qui fit rire toute l'aſſem-
» blée; parce qu'un pareil jugement
» ſuppoſoit qu'il s'étoit mis à même
» de faire la comparaiſon, & qu'il avoit
» conſéquemment bû du vin; ce qui
» eſt expreſſément défendu par la Re-
» ligion Mahométane. On lui en fit la
» queſtion, & il eut l'imprudence de ré-
» pondre affirmativement: il fut con-
» damné, ſur cet aveu, à la baſtonade,
» peine qu'on inflige pour un tel
» crime.

» Le café cependant fut prohibé dans
» la Mecque, comme une chose dé-
» fendue par la loi, malgré l'opinion
» du Mufti qui s'opposa à cette défen-
» se; mais cette rigueur ne dura pas
» long-tems; le *Sultan* d'Egypte loin
» d'approuver le zèle imprudent du
» Gouverneur de la Mecque, fut sur-
» pris qu'il eût osé condamner dans
» cette ville une chose si estimée au
» *Caire*, où plusieurs Docteurs de bien
» plus grande réputation que ceux de
» la Mecque, n'avoient rien trouvé de
» contraire à la Loi, dans l'usage du
» café.

» Le Sultan ordonna pour cet effet
» au Gouverneur de la Mecque, d'an-
» nuller sa prohibition, & de n'em-
» ployer son autorité que contre les dé-
» sordres, s'il en arrivoit dans les ca-
» fés publics; ajoutant, que quoiqu'il
» *fût possible d'abuser des meilleures*
» *choses*, même de l'eau de la fontai-
» ne *Zeruzem*, dans le Temple de la

» Mecque, si estimée de tous les Musulmans, ce n'étoit pas une raison de les interdire.

» Les deux Médecins qui jouèrent un si grand rôle dans la prohibition du café, eurent une fin malheureuse.

» Après la réhabilitation, s'il est permis de s'exprimer ainsi, du café à la Mecque, il y fut prohibé de nouveau, & de nouveau rétabli.

» Le *Sultan* d'Egypte consulta les Docteurs de la loi sur cette affaire; ils donnèrent leurs opinions par écrit, & prouvèrent par de bonnes raisons la sottise & l'ignorance de ceux qui avoient porté cette condamnation: ce qui mit le café plus en vogue qu'il n'avoit jamais été au *Caire*; cependant il s'éleva encore des troubles dans cette grande ville à ce sujet.

» Dans l'année 1523, un Médecin scrupuleux soutint que le café entêtoit, & qu'il étoit nuisible à la santé; il demanda s'il ne vaudroit pas mieux

» le prohiber que de le permettre : » aucun de ses confrères ne fut de » son avis ; parce qu'il étoit facile » de s'appercevoir que le café n'avait » pas les mauvaises qualités qu'il lui at» tribuoit ; c'est pourquoi son avis n'in» flua en aucune maniere sur une ha» bitude si universellement contractée.

» Mais dix ans après, un Prédicateur » se déchaîna si fort contre l'usage du » café, qu'il prétendoit devoir être re» gardé comme une chose prohibée par » la loi, que la populace, excitée par » ses discours, entra avec violence dans » les cafés publics, cassa les tasses & les » soucoupes, & maltraita les personnes » qui s'y trouvoient.

» Alors il se forma deux partis dans » la ville : l'un soutenoit que le café » étoit prohibé par la loi ; l'autre qu'il » ne l'étoit pas. Mais le Juge en chef » convoqua une assemblée de tous les » Docteurs, pour connoître leurs opi» nions sur cette discussion : ils décla-

» rèrent tous unanimement que cette » queſtion avoit été décidée, en faveur » du café, par leurs prédéceſſeurs; qu'ils » étoient tous du même ſentiment » qu'eux; & qu'il étoit ſeulement né- » ceſſaire de réprimer l'ardeur extrava- » gante des zélateurs & l'indiſcrétion des » prédicateurs ignorans : le Juge qui pré- » ſidoit à cette aſſemblée fut de cette » opinion; & ordonna ſur le champ » qu'on ſervît du café à tous les mem- » bres aſſemblés; il en prit lui-même: » cet exemple appaiſa toutes les que- » relles, & le café en devint plus à la » mode qu'auparavant.

» Le goût s'en répandit ſi généra- » lement & fut porté ſi loin à Conſ- » tantinople, que les *Imans* & les Offi- » ciers des Moſquées ſe plaignirent que » leurs temples étoient déſerts, tandis » que les cafés étoient toujours pleins. » Les Dervis & les Prêtres s'élevèrent » conſéquemment avec force contre » le café, & cherchèrent à le décrier.

» Ils prétendirent que l'usage en étoit » non-seulement illicite, mais que c'é- » toit encore un plus grand péché d'al- » ler dans un café, que de boire du » vin.

» Après beaucoup de bruit & de » paroles, les Prêtres s'unirent pour » obtenir une interdiction solemnelle » de cette liqueur, soutenant que le » café grillé ou rôti étoit une espèce » de charbon, & que toute chose ayant » la plus petite relation avec le char- » bon, étoit défendue par la loi. Ils » dressèrent, à cet effet, une requête » en forme, qu'ils présentèrent au » *Mufti*, le priant de vouloir bien y » répondre, conformément à la fonc- » tion de sa place. Le *Mufti*, sans se » donner la peine d'examiner si une » telle opinion trouveroit des opposans, » se détermina d'après l'avis des Prê- » tres, à prononcer que le café étoit » prohibé par la loi de Mahomet.

» Tous les cafés publics furent im-

» médiatement fermés dans Constantinople, & les Officiers de Police » donnèrent des ordres pour empêcher » qu'on ne prît de cette liqueur de » quelque manière que ce fût.

» Cependant malgré la rigueur avec » laquelle ces ordres furent exécutés, » on ne put parvenir à en détruire » l'usage secret. AMURATH III, sous » le règne duquel cette prohibition » arriva, toléra un peu l'usage d'une » boisson si agréable, qui n'étoit pas » autrefois regardée comme contraire » à la Religion. Il permit qu'on en » prît dans des maisons particulières ; » cependant le goût pour le café s'accrut de plus en plus. Les Officiers » de Police voyant enfin que leurs » efforts pour le proscrire étoient inutiles, permirent, moyennant une » certaine somme, qu'on vendît cette » boisson, pourvu que ce ne fût pas » en public. Ainsi on souffrit qu'on en

» bût dans des maiſons, pourvu que » les portes en fuſſent fermées.

» Il ne s'en fallut guères qu'on n'é- » tablît peu-à-peu des cafés publics. » Il arriva qu'un nouveau *Muphti*, » moins ſcrupuleux, mais plus ſage » que ſon prédéceſſeur, publia que le » café ne devoit pas être regardé » comme un charbon, & qu'en conſé- » quence la liqueur qu'on en faiſoit » n'étoit pas défendue par la loi. Après » cette déclaration, les fanatiques, les » prédicateurs, les Médecins, les Gens » de Loi & le Muphti même, loin de » ſe récrier contre le café, en adop- » tèrent eux-mêmes l'uſage; & leur » exemple fut généralement ſuivi par » la Cour & la Ville *. «

Le café, quoique originaire de l'*Arabie heureuſe*, étoit en uſage en Afrique & dans la Perſe, bien long-tems

* Voyage dans l'Arabie heureuſe, p. 282, 296. Ed. Amſt. 1716.

avant que les Arabes en euſſent fait une boiſſon *.

Vers le milieu du quinzième ſiècle, le *Muphti* d'Aden, ville de l'Arabie heureuſe, voyageant dans la Perſe, y vit employer cette boiſſon; &, à ſon retour, il la fit connoître dans ſon pays.

C'eſt depuis cette époque, qu'on a donné toutes ces relations authentiques de l'uſage diététique du café; l'enthouſiaſme, il eſt vrai, a porté quelques admirateurs de cette graine à prétendre qu'on en connoiſſoit les vertus dans les ſiècles les plus reculés, & à ſuppoſer que c'étoit le *Népenthe* que reçut HÉLÈNE d'une Dame Egyptienne, & qui eſt ſi vanté par HOMÈRE, comme propre à calmer l'eſprit, dans l'état le plus violent de la colère, de l'affliction & du malheur.

---

* Voyez un Manuſcrit Arabe, dans la Bibliothèque de Sa Majeſté Très-Chrétienne, N°. 944.

D'Aden, il ſe répandit dans toute l'Arabie, & dans les autres parties de l'Empire Ottoman. Il commença à être en crédit à Conſtantinople ſous Soliman le Grand, l'an 1554; & environ un ſiècle après, on l'adopta à Londres & à Paris.

Les vertus de cette liqueur, qui diſpoſe à la joie, opérèrent dans Conſtantinople quelques heureux effets au préjudice du deſpotiſme; elle diſſipa l'engourdiſſement qu'avoient cauſé aux Turcs leurs excès vicieux. Elle excita leurs eſprits affoiblis par la dépravation de leurs mœurs; & les diſpoſa à cultiver différentes connoiſſances; ce qui eſt un crime capital dans tout Gouvernement qui ne tolère qu'une obéiſſance ſilencieuſe.

Ricault remarque que pendant la guerre de Candie, ſous la minorité de Mahomet IV, lorſque les affaires Turques étoient dans une ſituation critique, le *Viſir* Kupruli ſupprima les

» cafés, quoiqu'il permît les cabarets: » les premiers favorisant une récréa- » tion intellectuelle, & quelques spé- » culations sur les affaires d'Etat, que » le *Visir* croyoit prudent de prévenir; » les autres, au contraire, ne donnant » lieu de craindre aucun de ces pré- » tendus inconvéniens. Cet Edit fa- » meux n'eut d'autre effet relatif que » de diminuer le revenu; car le goût » qu'on avoit pour le café ne fit qu'aug- » menter par cette persécution poli- » tique, comme cela avoit eu lieu pré- » cédemment par les tracasseries de la » Religion. «

— Ce qui peut paroître étrange, c'est que le café, après son introduction en Angleterre, éprouva sous Charles II les mêmes difficultés qu'il avoit eu à surmonter en Turquie, sous Amurath & Mahomet. On trouva que les cafés devenoient des assemblées trop considérables; & pour cette raison, on les défendit, comme des ſéminaires de ſédition *.

Ray a obſervé que la partie de l'Arabie qui produiſoit du café en ſi grande abondance, pouvoit avec juſtice être nommée heureuſe **, vu la quantité prodigieuſe de ce *tréſor precieux* qu'on exporte en Turquie, en Barbarie & en Europe ***; on dit que dans Conſtantinople ſeulement, on en uſe pour une ſomme plus conſidérable que celle qu'on dépenſe à Paris pour le vin.

Il ne fut guères poſſible aux Euro-

---

* Année 1675.

** Le royaume d'Yemen.

*** L'Abbé Raynal dit qu'on exporte préſentement de l'*Arabie heureuſe*, par an, 12,550,000 livres peſant de café, qui, à 14 ſols la livre, produiſent à cette contrée 8,785,000 livres tournois (384,308 liv. ſterling 15 shillings). Les Compagnies Européennes achètent environ 3,500,000 livres peſant de cette denrée.

péens de se procurer des caffiyers vivans, ou d'en obtenir par graines que fort long-tems après qu'il fût devenu un objet de commerce ; les graines exportées étant sèches & non-convenables à la propagation.

On dit que ce fut un François des environs de Dijon qui en fit le premier, en 1670, l'expérience avec succès. Les arbres provenant des graines qu'il avoit semées, produisirent du fruit, mais fade & insipide, & il n'en tira aucun parti intéressant.

Suivant Boerhaave, ce fut un Gouverneur Hollandois qui, le premier, se procura des baies récentes de café, qu'il sema à *Batavia;* il envoya en 1690 un pied de cet arbre à Amsterdam; d'où sont provenues ces graines, qui ont depuis fourni tout ce qui est cultivé à présent aux Indes Occidentales.

En 1714, les Magistrats de Hollande firent présent à Louis XIV d'un pied de café, qui, ſortant du Jardin d'Amſterdam, fut mis dans celui de Marli.

Les Hollandois, en 1718, commencèrent à cultiver le café à Surinam; en 1727, les François en firent autant à la Martinique, & les Anglois à la Jamaïque en 1728.

Le premier pied fut introduit à la Jamaïque par M. Nicolas Laws, & planté à *Townwell Eſtate*, appellé aujourd'hui *Temple-Hall*, appartenant à M. Luttrell. Tout le monde ſait combien la propagation s'en eſt étendue aux Indes Occidentales depuis cette époque; ainſi il eſt inutile d'en parler ici.

Quelques Ecrivains penſent qu'il y a pluſieurs ſortes de café *; mais les différences qu'il préſente ne procèdent que du ſol, de la culture & du ſoin qu'on en prend.

Si on sème le café dans un ſol ſec,

* Geoffroy; &c.

&

& dans une expoſition chaude, aux îles des Indes Occidentales; ſi, lorſque les arbres ont atteint certain âge, on recueille les graines en maturité, avec ſoin & propreté; ſi on les tient sèches, elles ſeront petites, comme celles qui viennent d'Arabie; & même, ſi on les garde un tems convenable avant que de s'en ſervir, elles auront le fumet & la bonté de celles qu'on importe de Mocka.

Mais le tems & le travail néceſſaires pour obtenir du café de la meilleure qualité, ont rebuté nos Colons qui ne peuvent ſacrifier à cette culture qu'une médiocre dépenſe; parce que juſqu'à préſent le profit de la vente a été trop peu conſidérable. C'eſt pourquoi la quantité, & les groſſes graines des jeunes arbres, d'un ſol fertile & qui n'exige que peu de travaux, ont plutôt tourné à leur avantage que la qualité.

Quand le café a acquis toute la qualité que le Colon eſt en pouvoir de lui donner, il eſt encore très-important de l'embarquer pour l'Europe avec le plus grand ſoin. On ne doit pas le mettre dans les endroits du vaiſſeau où l'humidité pourroit l'endommager. Il eſt étonnant combien ce grain eſt diſpoſé à s'imprégner des exhalaiſons des autres corps. Le rum, par exemple, s'il eſt placé trop près du café, en gâte le fumet.

On dit qu'un vaiſſeau venant des Indes, il y a quelques années, eut toute ſa cargaiſon de café gâtée *, parce qu'il avoit à bord pluſieurs ſacs de poivre. Les François portent, à cet égard, l'attention plus loin que les Anglois; ils n'oublient rien de tout ce qui peut être avantageux à leur café. Mais ſi leur café eſt ſupérieur au nôtre, c'eſt ſur-tout l'effet du plus grand encouragement. L'induſtrie & le génie des Colons François ont été protégés.

* *Miller.*

Les nôtres ont été détournés par un impôt qui empêche la consommation de cette denrée. Ainsi l'esprit de culture a été contrarié, l'amélioration retardée, & conséquemment la production a été bien au-dessous de ce qu'elle auroit dû être.

L'analyse chymique du café démontre qu'il possède une grande portion d'acide; un extrait * gommeux, résineux & astringent ; beaucoup d'huile **, du sel fixe *** & du sel vola-

* *Newman* en a obtenu huit onces, d'une livre de café brûlé, soumis à des menstrues aqueux & spiritueux.

** *Bourdelin* a retiré six onces six dragmes d'huile, de deux livres & demie de café brûlé : & *Houghton* (Transf. Phil.) deux onces quatre dragmes & deux scrupules d'une livre de café non brûlé.

*** *Lefèvre*, *Newman*, *Lemery* & *Bourdelin* ont obtenu neuf dragmes & demie de sel fixe, de deux livres & demie de café brûlé.

til *. Tels ſont les principes d'où dépendent ſes qualités en Médecine.

En le torréfiant, on le délivre, non-ſeulement de ces principes, ou bien on les rend ſolubles dans l'eau, mais on lui donne encore une qualité qu'il ne poſsède pas dans ſon état naturel.

Le feu détruit ſon goût de crudité & la partie aqueuſe de ſon mucilage ; il le dépouille de ſes propriétés ſalines, & rend ſon huile *empyreumatique* ; d'où provient cette odeur piquante, & ce fumet qui excite à la gaîté.

Le feu agit ſur les huiles végétales de la même manière que ſur les viandes grillées qui acquièrent ainſi cette odeur agréable, ſi propre à exciter l'appétit.

On a eſſayé de rôtir, en guiſe de café, des féves, des pois, du froment

---

* *Floyer* & *Bourdelin* en ont obtenu un ſel volatil faiſant une forte efferveſcence, avec l'acide marin.

& du riz, avec des amandes : mais l'huile que fourniſſent ces différentes ſubſtances n'approche point, pour la délicateſſe, de celle que donne le café. Le feu convertit celle-ci en un empyreume particulier, d'où, comme nous venons de le dire, provient l'odeur piquante & le fumet qui rendent cette liqueur ſi agréable.

On doit apporter les plus grandes précautions dans la manière de rôtir le café : DUFOUR remarque que les vertus & le bon goût de ce breuvage dépendent de cette première opération; il perd le plus ſouvent toutes ſes qualités par la méthode ordinaire. BERNIER dit, qu'étant au grand *Caire*, où le café eſt fort en vogue, les meilleurs connoiſſeurs l'aſſurèrent, qu'il n'y avoit dans cette grande ville, que deux hommes capables de bien préparer cette liqueur.

Le café, s'il n'eſt pas aſſez rôti, perd de ſa qualité, & charge & oppresse l'estomac : s'il l'est trop, il devient fade, aigre, & prend un goût de brûlé désagréable ; il échauffe, & agit comme astringent *.

Le café, aussi-tôt après avoir été rôti, doit être enfermé, jusqu'au moment où l'on veut l'employer ; il perdroit, sans cette précaution, ses vertus, sa qualité volatile & son fumet.

Quatorze livres pesant de café crû sont ordinairement réduites à onze livres dans les cafés publics, après qu'elles ont été rôties, pour lesquelles le Négociant paye sept sols & demi, à la taxe de cinq shillings pour chaque cent pesant **. On doit rôtir plus ou moins le café, suivant son âge & sa qualité, & sa réduction varie alors. Il faut se restreindre, à cet égard, à des règles plus exactes que celles que l'on

---

* Cetera bonitas Caovæ præcipuè dependet » à curiosâ & exquisitâ tostione. « RAY.

** A Londres.

ſuit ordinairement. Par exemple, ſi on mêle différentes ſortes de café enſemble, comme chacune exige un degré différent de chaleur pour être rôtie bien à point, la boiſſon ſera moins délicate & moins agréable que ſi elle n'eût été faite qu'avec une ſeule ſorte de café. Il n'eſt guères poſſible d'en avoir qui réuniſſe toutes les qualités qu'on deſire, à moins qu'on ne le faſſe rôtir chez ſoi avec les précautions que nous avons indiquées.

Le café, bien préparé, agit ſur l'eſtomac, comme un excellent tonique & un très-bon fortifiant; ce qui eſt prouvé par l'effet immédiat qu'il produit ſur ce viſcère, lorſqu'il eſt ſurchargé de nourriture, affadi par de mauvaiſes digeſtions, ou affoibli par l'intempérance.

Il convient particuliérement aux perſonnes dont l'eſtomac eſt naturellement foible. Il leur fait éprouver une ſenſation agréable; il accélère le cours de la digeſtion ; il corrige * les crudités ; il fait paſſer la colique & diſſipe les flatuoſités.

A ſa vertu ſtomachique il joint l'avantage de répandre une chaleur agréable qui convient aux eſprits animaux ; il diſſipe la non chalance & la langueur ** chez les perſonnes dont le genre nerveux eſt affoibli par l'excès, par la fatigue ou une conduite irrégulière.

---

* Nous n'entendons pas clairement ce que c'eſt que le cours de la digeſtion dans le corps ; mais nous pouvons conclure avec *Spalanzani* que la digeſtion artificielle faite hors du corps ſans l'aſſiſtance du fluide gaſtrique, n'a aucun rapport avec la digeſtion. Qui ne croiroit pas, à cauſe du déſagrément qu'on éprouve à boire du vin mêlé dans du café, qu'il en réſulteroit des effets déſagréables ? L'expérience prouve le contraire. Cette conformité dans l'eſtomac eſt l'effet d'un pouvoir naturel que l'art ne peut imiter.

** *Bagl. vi.*

Les maladies occaſionnées par l'intempérance ont ordinairement leur ſiége dans l'eſtomac ; quand cet organe eſt affecté, au lieu de donner aux alimens la préparation néceſſaire pour que les veines lactées puiſſent tranſmettre aux différentes parties du corps des ſucs doux & ſalubres propres à l'économie animale, il devient au contraire la ſource de pluſieurs maladies & la cauſe d'un dépériſſement total.

La chaleur & la force du café le rendant propre à atténuer les fluides viſqueux, & à accélérer la circulation, on s'en eſt ſervi avec grand ſuccès dans les fleurs-blanches, l'hydropiſie, dans les maladies des *vers*, dans le coma, l'anaſarque & pluſieurs autres indiſpoſitions occaſionnées par une nourriture mal ſaine, ou par le défaut d'exercice, la foibleſſe des fibres, & la ſuppreſſion de tranſpiration.

Les bons effets du café dans le vertige, la léthargie, le catharre, & les maux de tête, occasionnés par l'obstruction des vaisseaux capillaires, sont constatés par une très longue expérience *. Il est contre-indiqué dans certains cas d'apoplexie; mais alors on le fait prendre avec succès en lavement. Malebranche a guéri de cette manière une personne attaquée d'apoplexie **.

Personne n'ignore l'utilité du café dans le mal de tête; sa vapeur est quelquefois bonne pour en appaiser les douleurs. Dans les Indes Occidentales, où les maux de tête violens, tels que la céphalalgie, l'hémicranie & le clavus sont plus fréquens & plus cruels qu'en Europe, le café est le seul remède

* La tête est la partie de tout le corps sur laquelle le café a le plus d'action ; l'usage ordinaire de cette boisson est un moyen presque infaillible de prévenir l'apoplexie, la paralysie, la léthargie & presque toutes les autres maladies soporeuses. *De Blegny*, page 180.

** Hist. de l'Acad. des Sciences, 1702.

auquel on ait recours dans ces différens cas. On employe quelquefois les opiatiques dans les mêmes circonſtances ; mais le café a, de plus que l'opium, l'avantage de pouvoir être pris ſans inconvénient dans les maux d'eſtomac ; les femmes, qui ſont les plus expoſées à ces indiſpoſitions, peuvent en faire uſage en tous tems ; il diſſipe les congeſtions d'humeurs & les obſtructions qui ſont les cauſes très-fréquentes de ces indiſpoſitions, que l'opium aggrave, comme on ſait, lorſque le ſoulagement momentané qu'il procure a ceſſé *.

* Ego cùm Lugduni-Batavorum ſtudiis operam darem, per totum annum Cephalæa miſerè laboravi, & poſtquàm potui copiosè Tée, & præcipuè quidem *Coffee* quotidie ſumendo aſſuevi, & ſemper immunis ab eâ vîxi, non tantùm ſed ab omni alio incommodo, quamvis antea ita vixerim, ut mortis haberet vices lenta quæ trahebatur mihi vita gementi, qui per totum quinquenninm cum longâ morborum ſerie acriter conflictavi. RAY.

On l'emploie dans toutes les obſtructions des viſcères, à cauſe de ſes qualités excitatives & déterſives. Il aide les ſécrétions ; il provoque les menſtrues, & il appaiſe les douleurs occaſionnées par le retard de cette évacuation. Perſonne n'ignore qu'en Amérique, les femmes ſont très-ſujettes à la chloroſe & à la ſuppreſſion des mois ; ſoit que ces maladies reconnoiſſent pour cauſe la variation du tems, ſoit qu'elles dépendent du peu de ſoin que les femmes y prennent d'elles-mêmes ; il eſt certain qu'on en guérit un très grand nombre par l'uſage ſeul du café pris très-fort & très chaud à déjeûner, & ſuivi d'un bon exercice *.

* » Utuntur tamen ejus decocto ad roborandum ventriculum frigidiorem, adjuvandamque concoctionem, & non minùs ad auferendas à viſceribus obſtructiones ; in timoribuſque hepatis lieniſque frigidis, & antiquis obſtructionibus, feliciori cum ſucceſſu decoctum multos dies experiuntur. Quod etiam

Les personnes chargées de surveiller les plantations en Amérique, ainsi que les autres qui s'y occupent des différens objets de culture, & qui sont exposées aux rosées du matin & du soir, prennent, comme un excellent préservatif, une tasse de café avant d'aller à la campagne: il fortifie leur estomac, & elles s'occupent ainsi sans inconvénient des travaux relatifs à l'Agriculture, & spécialement des défrichemens; elles font aussi impunément leur résidence dans des lieux humides, ou dans le voisinage d'une eau stagnante. Ceux qui

---

uterum maximè respicere videtur, ipsum enim excalfacit, obstructionesque ab eo aufert, sic enim in familiari usu est apud omnes Ægyptias, Arabasque mulieres, ut semper, dum fluunt menses, ipsorum vacuationem, hujus decocti ferventis multum paulatim sorbiliantes adjuvent, ad promovendos etiam, in quibus suppressi sunt, usus hujus decocti, purgato corpore multis diebus, utilissimus est. « *P. Alpin.* lib. 16.

ſe livrent inconſidérément à l'intempérance, trouvent dans le café un très-bon reſtaurant; c'eſt encore un bon remède contre la nauſée & la foibleſſe, & contre cet état de déſordre qui ſuit toujours l'uſage immodéré des liqueurs fermentées, ou du rum nouveau.

Dans les fièvres continues & remittantes des pays chauds, le quinquina eſt ſouvent indiqué ; mais il arrive quelquefois que l'eſtomac ne peut le ſupporter. Le Médecin eſt alors d'autant plus embarraſſé, que le moindre retard devient pernicieux au malade : le café ſubſtitué dans ces circonſtances à l'écorce du Pérou, pris même en ſubſtance, a produit ſouvent les plus heureux effets.

Le café a l'avantage de provoquer la tranſpiration *; il tempère la ſoif & la chaleur morbifique.

On penſe que le grand uſage qu'on

* *Leewenhock. Huxham.*

ſait du café en France, a diminué la force de la gravelle. Cette maladie eſt du moins plus rare dans les Colonies Françoiſes, où le café eſt très-en vogue, que dans les Colonies Angloiſes, où l'on en prend beaucoup moins.

En Turquie, où il ſert de boiſſon principale, la gravelle & la goute, ces maladies ſi cruelles & ſi communes dans nos provinces, ſont à peine connues*.

On l'a trouvé propre à calmer cette toux incommode qui accompagne ſou-

* Il eſt d'expérience que la boiſſon du café eſt d'un grand ſecours aux perſonnes replettes, ou qui ont en particulier le ventre trop gros. Il eſt très-utile dans les cas d'embarras dans les reins, qui devient ſouvent la cauſe générative des pierres, & par conſéquent des coliques néphrétiques & des ſuppreſſions d'urine. » Cette boiſſon eſt auſſi ſalutaire aux Goutteux; ceux qui en font un uſage journalier, en retirent du moins cet avantage, que leurs accès ſont moins fréquens & beaucoup plus ſupportables. « *De Blegny*, pages 185 & 186.

vent la petite vérole * & les autres éruptions fiévreuses. Une tasse de fort café, sans lait ou sans sucre, pris dans l'asthme au moment de l'accès, le fait disparoître, & quelquefois même sans retour. Le Chevalier Floyer, après avoir été sujet pendant presque toute sa vie à des attaques d'asthme, quelques recherches qu'il eût faites pour s'en garantir ou obtenir du soulagement, essaya, quoiqu'il eût plus de quatre-vingts ans, de faire usage du café contre cette maladie, & il en obtint le plus grand succès.

Préparé fort & clair, & mêlé avec assez grande quantité de lait bouilli, le café devient un aliment fort nutritif & balsamique; il convient alors beaucoup dans la phtysie & toutes les maladies où l'usage du lait est indiqué **;

---

* *Huxham.*

** » Elle est (la boisson du café) d'un effet merveilleux pour ceux qui ont la poitrine il rétablit promptement les conſtitutions épuiſées par la goutte ou par d'autres maladies chroniques.

Au moyen de cette boiſſon, on peut s'appliquer long-tems à une étude ſuivie, & ſupporter de longues veilles, ſans que la ſuſpenſion du repos ou du ſommeil ait aucune ſuite fâcheuſe, ou du moins auſſi fâcheuſe qu'on a lieu de la craindre ſans cette précaution.

On ſait que ceux qui voyagent dans les contrées du Levant, & les couriers chargés de dépêches, ſe dédommagent par l'uſage alternatif de l'opium & du café, de l'ennui d'un long voyage; que les Dervis & les fanatiques Religieux, dans leur dévote ferveur, ſupportent les veilles, la longueur de leurs prières

---

naturellement foible, ou accidentellement affoiblie par le rhume, par la toux invétérée, par une pulmonie naiſſante, & par ces autres eſpèces de fluxions qui rendent la voix rauque, & qui cauſent l'aſthme & la difficulté de reſpirer. « *De Blegny*, page 189.

nocturnes, au moyen de cette agréable liqueur.

Bernier rapporte que les Turcs se soutiennent pendant un tems considérable sans autre aliment que le café, qu'ils regardent comme une substance très-nourrissante : c'est dans cette idée que pendant le jeûne austère du *Ramadam*, ou Carême des Turcs, il est non-seulement défendu d'en prendre, mais on est même accusé d'avoir violé les loix du Prophète, pour en avoir seulement flairé l'odeur.

Bacon dit que le café soulage la tête, réjouit le cœur, & aide à la digestion *. Le Docteur Willis assure que si on en boit tous les jours, il *éclaire*, il *vivifie* l'ame, & dissipe tous les chagrins **. Le célèbre Harvey en

* Cent. 8, exp. 738. Il paroît que *Bacon* a pris cette idée de *Hakluyt*, dans ses cafés Turcs, lequel cite *Biddulp*.

** Pharmaceut. Rat. p. 1.

faisoit un grand usage; c'étoit presque le seul aliment que VOLTAIRE se permettoit sur la fin de ses jours. Les Gens-de-Lettres & toutes les personnes qui mènent une vie sédentaire, y ont ordinairement recours, pour réveiller leur mémoire affoiblie à force d'étude & de réflexion *.

Parmi les précieuses qualités du café, celle de remédier aux inconvéniens qui sont la suite d'un usage immodéré de l'*opium*, ne doit pas être considérée comme la moins importante; & puisqu'il est donné à l'homme d'abuser des meilleures choses, on doit se féliciter du moins de ce qu'on a dans le café un remède efficace contre l'abus qu'on fait souvent de l'opium.

Les désordres que peut occasionner

---

* » Elle fortifie la mémoire & le jugement; c'est un aliment qui fortifie puissamment toutes les actions naturelles. *De Blegny*, page 181, 184.

l'habitude continuelle de prendre des doſes exceſſives d'*opium*, ſont la perte d'appétit, la ſtupeur, la débilité, la perte de la mémoire, la mélancholie, la paralyſie & l'hydropiſie; & cette ſubſtance lors même qu'elle eſt épurée & ſous la forme de laudanum, quoiqu'on ne l'emploie que dans les cas appropriés, & à des doſes modérées, produit cependant d'ordinaire la nauſée, la langueur, le vertige, les ſueurs froides, le mal de tête, les paſſions hyſtériques & le tremblement.

Quelques Médecins & quelques Chymiſtes enthouſiaſtes de l'opium, ont fait différentes tentatives pour améliorer cette ſubſtance, en la dépouillant de ſes propriétés nuiſibles *; mais

* *Paracelſes*, *Helmont*, *Silvius*, &c. L'uſage de l'opium, dans les maladies vénériennes, n'eſt nullement une nouvelle découverte; il a eu ſes partiſans & ſon emploi, comme le gaïac, & d'autres diaphorétiques.

malgré les différentes préparations qu'ils lui ont fait ſubir, ils ne ſont point parvenus, comme le ſoutient le fameux SYDENHAM, à remplir le but qu'ils s'étoient propoſés.

On ſait qu'il n'y a eu aucune préparation ou combinaiſon d'*opium*, depuis le Roi Mithridate juſqu'aux jours du Docteur Jones, qui ait pu prévenir ſes mauvais effets ſur certains individus, & garantir les malades des ſuites ſouvent fâcheuſes de l'uſage de ce médicament.

Une telle préparation ſerait ſans doute une acquiſition très-précieuſe pour la matière médicale; mais nos déſirs à cet égard ne ſeront peut-être jamais accomplis: une pareille amélioration ne paroît pas être dans la nature; les qualités nuiſibles de cette plante dépendant

---

Farnelius, de curatione Luis Ven. *Palmarius*, de Lue Ven. *Willis*, Pharmaceut. Rat. p. 1, *Paulli*, de Papavere, &c.

ſuivant toute apparence, d'une organiſation particulière; & il en eſt de cette combinaiſon de bonnes & de mauvaiſes qualités, comme de celle qui ſe rencontre ſouvent parmi les hommes, où l'on voit quelquefois les vertus les plus eſtimables alliées chez la même perſonne aux défauts les plus rebutans; quoi qu'il en ſoit, & pour en revenir à ce que nous avons dit des bons effets du café contre les inconvéniens occaſionnés par l'opium; nous obſerverons que c'eſt du moins une conſolation lorſqu'on ne peut prévenir un mal quelconque d'avoir trouvé un moyen de le guérir.

Tous ceux qui ont écrit ſur le café conviennent qu'il poſſede la vertu particuliere de détruire les effets hypnotiques ou ſoporeux de l'opium; mais ils donnent à entendre que l'action ſtimulante du café n'a lieu que dans cette circonſtance, comme ſi la qualité excitative de cette boiſſon avoit beſoin pour ſe manifeſter d'être miſe en oppoſition avec la qualité contraire qui ſe trouve dans l'opium.

Je ſuis convaincu par une expérience de pluſieurs années que le café eſt non-ſeulement le meilleur correctif de l'opium, mais que c'eſt encore le remède le plus efficace contre les maladies occaſionnées par les opiatiques; & que l'action de ces médicamens peut être modifiée ou étendue, comme leur doſe peut être graduée à volonté, au moyen du café.

Lorſqu'un Malade a pris un opiat dans la nuit, il éprouve le lendemain matin un ſentiment particulier de peſanteur, accompagné ſouvent de mal de tête, de mal-aiſe ou d'affections nerveuſes; mais il ſuffit d'une ou de deux taſſes de fort café, pour les diſſiper entierement.

J'ai employé le même remède avec un égal ſuccès dans les douleurs d'eſtomac, les rétentions d'urine, & les paralyſies de la veſſie, qui ſont quelquefois la ſuite des doſes fortes & réïtérées d'opium, dont on fait un fréquent uſage dans les Hôpitaux militaires des pays chauds.

L'on croit généralement, que les *Turcs* ne font uſage du café que dans l'intention de remédier aux effets ſoporatifs de l'opium; mais cette opinion, quoique fort ancienne, eſt ſans aucun fondement. Il eſt très-certain que les *Turcs*, ainſi que les *Perſans* & les *Indiens*, n'ont recours à *l'opium* que comme à un cordial *, deſtiné ſpécialement à réveiller leur tempéramment dans des circonſtances que le Prophête leur a fait une loi de renouveller ſouvent ; & dans toutes les occaſions où ils ont beſoin d'exciter leur courage * * : mais comme

* » Præſtantiſſimum ſit remedium cardiacum unicum penè dixerint, quòd in naturâ hactenus eſt repertum. « *Sydenham.*

* * Mandelsho's, voyages & travels in to the eaſt, lib. 1, p. 37, 78, 84.

» *Bellonius*, lib. 3, cap. 15. *Eraſtus*, diſp.

ſon

ſon action eſt bientôt après ſuivie de langueur, de laſſitude, & d'un abattement ſingulier des eſprits, ces différens Peuples ont recours au café comme au remède le plus efficace contre ces indiſpoſitions.

Puiſque notre ſujet nous a conduit à faire mention des mauvais effets de l'opium, qu'il nous ſoit permis de préſenter cette ſubſtance ſous un point de vue plus avantageux, en faiſant une énumération ſuccinte des vertus de ce remède précieux.

Si le *ſilphium* a reçu des marques d'une vénération particuliere ; ſi la figure en a été empreinte ſur la monnoie; ſi cette plante a été ſuſpendue dans les temples *; ſi la *mauve* a été

---

de ſapor. & narcot. *Geo g Andreæ* itiner. ind. lib. 2, cap. 9. *J. J. Saar* itiner. ind. p. 11. *Fogelius* de Turcarum nepenthe, &c.

* *Plin. Hiſt. Nat.* Lib. 19, c. 3. *Heſychius*, Βάττε σίλφιον. *Spanheim*, de uſu & preſt. nummis. Diſſert. 4.

D

honorée de l'épithète de ſacrée *; ſi on a érigé une ſtatue à la *Laitue* **; quels honneurs ne ſont pas dûs au Pavot, dont le ſuc, lorſqu'il eſt pur, & qu'il n'a ſouffert aucune altération, eſt non-ſeulement un puiſſant anti-ſpaſmodique, mais poſsède encore la propriété de s'oppoſer à la réſolution des fluides, de redonner à des organes particuliers, dont les affections ont ſouvent des ſuites dangereuſes, le principe de vie qu'ils avoient perdu; d'appaiſer les douleurs phyſiques & morales, en procurant un ſommeil tranquille? telles ſont les vertus que poſsède le Pavot, excluſivement à toute autre plante: don précieux qui mérite toute la reconnoiſſance des hommes envers le Créateur qui les en a favoriſés.

---

* Par *Pythagore*.

** Par *Auguſte*. *Suetor*. Pluſieurs perſonnes de la famille des Valériens anoblirent leur nom par celui de *Lactucinii*.

On pense bien que l'opium, malgré toutes ses propriétés, ayant eu ses détracteurs, le café, qui en possède encore de plus précieuses, a dû avoir aussi les siens. Ainsi de même que le Professeur STAHL, & DE HALL en Allemagne *, peuvent être mis au nombre des plus furieux ennemis de l'*opium*; Simon PAULLI de *Rostock*, devenu par la suite Médecin du Roi de Danemark, doit être compté parmi les détracteurs du café. De même que les premiers n'appercevoient ou affectoient de n'appercevoir que les défauts de l'*opium*, Paulli fermoit les yeux sur les propriétés du café. Mais les préjugés de Paulli sur cette boisson, comme sur le thé, le chocolat & le sucre, n'étoient pas fondés sur sa propre expérience, mais sur des anecdotes, recueillies par des Voyageurs peu atten-

* *De Opii Impostura.*

tifs, & prévenus eux-mêmes par des récits absurdes & de fausses conjectures *.

PAULLI ne connoissant pas les propriétés réelles du café, ne consulta que son imagination qui lui en fit supposer de fabuleuses; & l'ayant classé parmi des objets avec lesquels il a aussi peu d'affinité, que ces mêmes objets n'ont d'analogie entr'eux**, il attribua à cette boisson les mauvaises qualités qui, suivant la doctrine de Galien***, doivent

* *Olearius. Martianus,* Chinenses exciscentur, ab herbâ Theè ut vix exspuant. « *De Garenciers*, de tabe anglicanâ.

** « Instar rutæ, agni casti, camphoræ, theè, coffeè, chocoladæ, & similium omnis, » &c. *S. Paulli*, quadrip. botan. p. 396.

*** Corpus enim tale natura est, propterea » quod caliditate, frigiditate, humiditate, » siccitate, sic comistum est, nam carni esse » carnem, nervo nervum, & aliorum unicuique, id est quod est ob qualitatem » quatuor prædictarum, &c. « *Galen.*

produire ſur le corps un effet qui leur ſoit analogue; & il appuya ſon aſſertion ſur la deſcription qu'il avoit lue, des effets que le café eſt ſuppoſé avoir produits ſur le *Sultan* Mahomet Caſnin, Roi de Perſe, qui perdit, dit-on, la vigueur de ſa conſtitution pour avoir trop aimé cette boiſſon *.

Mais la Chymie & l'expérience ont éclairci ce point de doctrine, & l'édifice ſans baſe de PAULLI a été entièrement renverſé **.

J'ai fait une mention particulière du ſentiment de Simon Paulli, pour donner une idée des erreurs dans leſquelles la prévention peut entraîner

---

* The travels of the Ambaſſadors from the *Duke of Holſtein* into *Muſcovy* & *Perſia*, lib. 6.

** Voyez page 26, *de Blegny*. » Il n'y a aucuns ſels ni fixes ni eſſentiels plus ſtomachiques, plus tempérans & plus diſſolvans que ceux qu'on tire du café, &c. «

un homme d'ailleurs très-inſtruit ; & pour faire voir ſur quelles fables étoit fondée l'aſſertion de cet Auteur relativement aux effets du café, qui, ſuivant lui, agit ſur les Perſans (ainſi que le thé ſur les Chinois) comme un puiſſant deſſicatif, qui rend inhabile à la génération. L'opinion de Paulli, quoique fondée ſur des relations abſolument fauſſes, fut bientôt très-répandue, & adoptée par le plus grand nombre, comme elle l'avoit été par lui ſans aucun examen. DUFOUR & pluſieurs autres Voyageurs ont réfuté les faits ſur leſquels Paulli appuie ſon aſſertion. Sir THOMAS HERBERT, qui a demeuré long-tems dans le Levant, aſſure que les *Perſans* ont une opinion bien plus avantageuſe du café, que ne le prétend l'Auteur que nous venons de citer. Ils penſent qu'il réjouit le cerveau, qu'il diſſipe la mélancholie, & produit une coction excellente ; qu'il tient éveillé ; qu'il purge la bile; qu'il éclaire l'eſprit, & qu'enfin l'uſage habituel en eſt très-avantageux. Ils aiment tant cette boiſſon, qu'ils prétendent, dans un enthouſiaſme aſſez ordinaire aux Orientaux, qu'elle a été inventée par l'*Ange Gabriel*, pour rétablir la ſanté délabrée de Mahomet, qui s'en trouva fort bien *.

---

* En mettant à part l'éxagération de cette opinion *Perſienne*, voici au moins une tradition par laquelle on voit que cette liqueur étoit en uſage, dans l'Arabie, au tems de *Mahomet*, qui s'enfuit de la *Mecque*, l'an 622: ce fut huit ſiècles & demi avant que le traité en faveur du café, d'un ſavant *Médecin d'Egypte*, ne parût; il fut, dit-on, écrit en 1470; la copie eſt, comme nous l'avons dit, dans la Bibliothèque du Roi de France. Toutes les Nations anciennes, qui ont fait grand uſage des légumes, en préparoient une grande partie par la torréfaction; & il eſt très-vraiſemblable que les Arabes connoiſſoient l'art de préparer une liqueur avec les graines ſéchées ou rôties d'un arbre indigène

Il y a eu grand nombre d'opinions différentes ſur le café; quelques Écrivains avancent qu'il eſt *ſec*, & que pour cette raiſon il convient aux perſonnes replètes & phlégmatiques, mais qu'il eſt pernicieux à celles qui ſont maigres; d'autres ſoutiennent qu'il eſt froid, & qu'il convient pour cette raiſon, aux ſanguins, aux bilieux, & aux complexions chaudes; d'autres prétendent qu'il eſt *chaud*, & conſéquemment nuiſible aux tempéramens ſanguins & bilieux, mais qu'il convient aux tem-

dans ces contrées, avant que ce même uſage fût connu en Egypte, en Perse ou dans quelques autres contrées voiſines; c'eſt une queſtion, plus curieuſe qu'importante, de ſavoir, ſi la boiſſon ne tire pas ſon nom de *Cuſa* ou *Caſa*, ville de l'Arabie heureuſe: le mot Arabe *ban* (grain de café) correſpond à notre *féve*, (en Anglois *bean*) & eſt probablement ſon étymologie: peut-être le mot grec Βόνη, « *orge trempée dans l'eau*, » en Anglois *molt* (dreche) peut venir de l'arabe *buna*.

péramens froids : quelques personnes assûrent qu'il agit comme *calmant*, d'autres comme *stimulant* ; nous nous garderons bien d'entrer en lice avec aucun de ces prétendus connoisseurs : la matière médicale désavoue leurs prétentions, comme le fruit de leur seule imagination ; la décision de leur dispute doit être renvoyée au synode des Prêtres Turcs.

Je sais fort bien que plusieurs personnes pensent que le café est nuisible » aux tempéramens maigres & bilieux, » aux mélancholiques, aux hypochon- » driaques, & à ceux qui sont sujets » aux hémorrhagies. « Telle est du moins à cet égard le sentiment de WILLIS, de CHEYNE & de LEWIS.

Et je conviens avec eux que le café doit être interdit, dans quelque contrée que ce soit, dans les cas d'hémorrhagies, & particulièrement dans celles de la matrice, dans le crachement, l'expectoration ou le vomissement de ſang *. Mais il eſt fort aiſé de prouver que, hors ces cas, c'eſt une boiſſon très ſalutaire, comme cela eſt démontré par l'uſage général qu'on en fait en certaines contrées. Il eſt même étonnant qu'une telle aſſertion ait trouvé des partiſans en Angleterre, où l'uſage modéré qu'on fait de cette boiſſon met rarement à portée de juger des inconvéniens occaſionnés par l'abus qu'on en peut faire. Et s'il m'eſt permis d'ajoûter ici le réſultat de mes propres expériences dans ces mêmes contrées, je puis aſsûrer qu'elles démentent les imputations qu'on a faites contre le café, & que mes obſervations ont été confirmées par celles que j'ai reçues des Médecins de Conſtantinople & de pluſieurs autres Villes de l'Empire Ottoman.

Pour ne rien laiſſer à déſirer ſur cette

* Le Docteur *Percival* dit cependant que c'eſt un puiſſant ſédatif, Vol. 1, p. 127.

question importante de diététique, nous allons examiner avec attention les raisons sur lesquelles sont fondées les restrictions qu'on a faites relativement à l'usage du café.

Je remarquerai d'abord relativement aux tempéramens foibles, que cette boisson ne m'a paru produire sur eux aucun mauvais effet, ou que du moins, elle ne leur a occasionné que de très-petites indispositions. J'avoue que je ne connois aucune bonne théorie, d'après laquelle on doive s'abstenir d'user du café avec modération ; & je ne vois pas pourquoi il seroit moins innocent pour les tempéramens foibles, que pour les personnes repletes ou qui ont seulement le ventre un peu gros.

Quant à la manière dont agit le café sur les *tempéramens bilieux*, il existe à cet égard des faits avérés, & l'on me permettra de m'en tenir à l'expérience : elle nous apprend que dans les climats chauds, où les tempéramens bilieux ſont en bien plus grand nombre que par-tout ailleurs, & où l'on fait un uſage bien plus fréquent du café que dans les autres contrées, on a obſervé que cette liqueur adouciſſoit les aigreurs de la bile; qu'elle étoit fort utile dans le *cholera-morbus*; que l'eſtomac, chez les perſonnes bilieuſes, s'en accommodoit mieux que d'aucune autre boiſſon; que les nauſées, qui accompagnent ſouvent les affections bilieuſes, cédoient à l'uſage du café, dont on s'eſt encore ſervi avec ſuccès dans la jauniſſe & dans les obſtructions du foie.

On peut oppoſer à ceux qui prétendent que le café eſt nuiſible dans les *affections mélancholiques & hypochondriaques*, que cette aſſertion eſt démentie par les ſuccès les plus conſtans qu'en ont obtenu toutes les perſonnes atteintes d'obſtructions des viſcères; quant à la propriété qu'a cette liqueur d'égayer les eſprits, elle ne peut être conteſtée, puiſqu'elle ſe manifeſte auſſi-tôt après qu'on en a fait uſage*.

Si, comme il paroît néceſſaire à quelques perſonnes, qu'on diſe du mal de quelque choſe, afin d'en exhauſſer les vertus, on demande qui eſt-ce qui doit s'abſtenir entiérement de l'uſage du café, je répondrai que je ne connois perſonne qui ſoit particuliérement dans ce cas. Les individus qui ont les nerfs d'une ſenſibilité particulière, & ceux qui ſont ſujets à l'irritabilité fiévreuſe, doivent s'abſtenir non-ſeulement du café, mais de toute liqueur échauffante. Chacun doit à cet égard prendre conſeil de ſa propre expérience, & ſi elle lui apprend conſtam-

* Il remédie très-efficacement dans les deux ſexes, à toutes eſpèces d'indiſpoſitions qu'on attribue aux vapeurs du foie, de la rate & de la matrice, par conſéquent aux maladies hypochondriaques, & généralement à toutes les paſſions hyſtériques, &c. *De Blegny*, p. 177.

ment que le café ne lui convient pas, il doit s'en abſtenir *.

Tout le monde ſait qu'il y a des perſonnes d'une telle conſtitution, qu'elles ne peuvent rien ſupporter de ce qui augmente la ſenſibilité de leurs nerfs, & que d'autres ſont ſinguliérement affectées par de certains échauffans. Il y a telle perſonne à qui une taſſe de fort café peut cauſer un tremblement de main. Boyle rapporte qu'il a vu cette boiſſon produire le même effet qu'un émétique. Elle échauffe quelquefois & empêche de dormir. Mais le thé, le vin de Champagne & pluſieurs autres boiſſons d'un uſage en-

* Je ſais qu'il ſe trouve indifféremment parmi les bilieux, les ſanguins, les pituiteux & les mélancholiques, des perſonnes à qui le café fait du bien, & d'autres à qui il fait du mal; mais il n'en eſt pas moins vrai qu'il y a peu d'alimens ou de médicamens auſſi généralement bons que le café, &c. *De Blegny*, p. 105.

core plus général que celle-ci, produisent quelquefois des effets semblables. FLARE & quelques autres, ont confondu cet excès de sensibilité nerveuse, avec la paralysie, qui dépend de la privation de la sensibilité; contre laquelle rien ne paroît plus convenable que le café *.

On ne doit point être surpris que l'abus d'une substance telle que le café, douée de principes actifs, & dont les effets sont si évidens, devienne nuisible dans plusieurs circonstances, & qu'il n'agisse quelquefois sur les personnes d'une foible complexion, d'une manière particulière & relative à leur tempérament. FLARE rapporte que ses

---

* At *resolutio nervorum* interdùm tota corpora, interdum partes infestat. Veteres authores illud αποπληξιαν, hoc παραλυσιν nominaverint. *Cels.* lib. 3, cap. 27.

» Privatio est sensus & motus, in toto » corpore, vel parte quâdam. « *Aret.* cap. 7, lib. 1.

nerfs furent affectés, pour en avoir pris long-tems & avec excès *. Cepen-

---

* *Flare*, s'étant cité lui-même, comme une personne à qui le café avoit fait du mal, a induit bien des personnes en erreur; & comme on a allégué plusieurs fois cet exemple pour justifier les objections qu'on a pu faire contre le café, je crois qu'il ne sera pas inutile de rapporter les propres paroles de cet Auteur: » Quoique le café, dit-il, » ait été très-nuisible à ma santé, & qu'il » m'ait jetté dans des affections paralytiques, » je ne prétends pas pour cela le décrier ni » le condamner. Je dois même avouer qu'é- » tant encore fort jeune, j'ai fait un trop » grand excès de cette boisson, & des autres » boissons de l'Inde, imitant en cela un très- » grand nombre de personnes. Ainsi quoique » je l'aie tout-à-fait abandonné depuis plus » de trente ans, & que j'aie recouvré le ton » de mes nerfs, & que le systême nerveux » soit actuellement en fort bon état chez » moi; je crois que le café peut être fort » utile à ceux qui en usent dans une juste » proportion; &c. « » Il est vrai que les » boissons des Indes ne conviennent pas à » toutes les constitutions; une seule de ces

dant le Docteur Fotherghill, qui étoit d'une grande ſenſibilité, & d'une conſtitution très-délicate, n'ayant pu ſe faire au thé, & ayant fait un uſage conſtant, mais modéré du café, pendant un grand nombre d'années, n'en fut nullement incommodé *.

Mais la citation des cas particuliers prouve ſeulement que tous les hommes n'ont pas la même organiſation ; cette eſpèce de rapport ſympathique qui ſe trouve entre une perſonne & une ſub-

---

» liqueurs agréables, comme le thé verd eſt » nuiſible à telle perſonne ; pendant qu'à telle » autre elles le ſont toutes, &c «. Ce récit ſincère de *Flare*, n'a pas beſoin d'explication : le lait même qui eſt la nourriture naturelle des enfans, lorſqu'on leur en donne en trop grande quantité, devient la ſource de bien des maladies dangéreuſes ; & les nourrices encourent ſouvent à cet égard un reproche bien fondé ; *Hippocrate* attribue à cette cauſe la deſtruction d'un grand nombre d'enfans.

* *Fothergill's* letter to *Ellis*.

ſtance quelconque pour laquelle telle autre perſonne a de l'antipathie, peut bien rendre raiſon de cette variété infinie qu'on obſerve dans ſes productions de la Nature, & particuliérement dans les végétaux. Mais les exceptions ne détruiſent pas les règles ; & ſi cela étoit, la Médecine ne recevroit que peu de ſecours des travaux de la Philoſophie ; & cette dernière n'auroit pour objet qu'une ſpéculation ſtérile.

L'habitude que pluſieurs perſonnes ont, d'ajouter de la moutarde à leur café, a été long-tems en vogue parmi nous : les aromates & la moutarde peuvent y être ajoutés avec ſuccès, dans les conſtitutions venteuſes, languiſſantes, & ſcorbutiques *; cette pratique con-

* *De Blegny* recommande fort le café dans le ſcorbut.

Dufour dit qu'on ſe ſert de la farine, bien moulue, du café, comme d'un excellent dentrifice.

vient sur-tout aux gens infirmes, & dans tous les cas, où la chaleur peut être utile, & où les échauffans sont indiqués.

Les Nations du Levant ajoutent au café des clous de girofle, de la canelle, du cardamome, des grains de cumin, ou de l'essence d'ambre, &c; mais jamais ni lait ni sucre. En Europe, en Amérique & aux Indes Occidentales, on y mêle ordinairement du sucre & du lait sans aromates; excepté lorsqu'on le prend apres dîner: on le sert alors tout pur, suivant la méthode Françoise.

Une tasse ou deux de café, prises ainsi après dîner, provoquent la digestion; cette liqueur convient alors beaucoup aux personnes habituellement constipées. Si, avant de la prendre, on avale un verre d'eau, suivant la méthode usitée dans le Levant, elle agit comme apéritif.

Je n'ai considéré jusqu'ici que les

propriétés médicinales du café ; & comme la boiſſon qu'on en fait participe de toutes les vertus eſſentielles de ce grain, qui s'y trouvent unies dans une proportion la plus convenable aux vues diététiques qu'on veut remplir ; je n'ai point examiné ſéparément les différentes parties qui compoſent cette ſubſtance, ni l'eau diſtillée, ni le ſyrop, l'huile, ni les autres préparations ſimples qu'on en fait. Je ne crois pas, d'ailleurs, que ces préparations poſsèdent quelques propriétés dignes de remarque ; je penſe ſeulement que nous ſommes redevables des bons effets que nous retirons du café, au changement total de ſon état naturel, opéré par le feu, lorſqu'on le rôtit.

La manière de préparer cette boiſſon pour l'uſage ordinaire n'eſt pas la même dans toutes les contrées, du moins relativement aux additions qu'on y fait, Mais quoique l'on convienne généralement que le café & l'eau doivent être dans une proportion relative au goût, à l'état, à la qualité du café, & à la quantité qu'on a dessein d'en prendre : il y a encore, à cet égard, un point essentiel de proportion dont l'importance n'est pas assez généralement reconnue, & dont il ne faut cependant pas s'écarter, si l'on veut que la liqueur soit bonne.

On a dit que pour conserver au café toutes ses qualités, il falloit soigneusement l'enfermer après l'avoir rôti ; & ne le réduire en poudre qu'au moment où l'on veut s'en servir, afin que les principes volatils & terrestres produits par le feu ne puissent pas s'échapper. Mais tout cela ne servira de rien, & les meilleures précautions seront infructueuses, si l'on néglige de faire usage de l'avertissement suivant. Il faut, lorsque la boisson est faite, *qu'elle soit limpide, claire, nullement chargée, ni rendue trouble par les plus petites particules de la ſubſtance du café.*

Il y a peu de matières végétales que la décoction ou l'infuſion dénaturent autant que le café. Pris en ſubſtance, il opprèſſe l'eſtomac, il échauffe; il cauſe la nauſée & l'indigeſtion : ainſi l'uſage continué de ſa décoction, dans laquelle eſt contenue une certaine quantité de ſa ſubſtance outre qu'elle la rend déſagréable, tend à produire les mêmes indiſpoſitions que la ſubſtance Le réſidu du grain rôti, lorſqu'on en a extrait les qualités n'eſt qu'une terre calcaire, & par cette raiſon ſeule ne peut qu'être pernicieuſe.

Je ne doute pas que la négligence à cet égard n'ait été ſouvent la cauſe des plaintes qu'on a faites contre le café, & de ce que pluſieurs perſonnes l'ont pris en averſion. C'eſt d'après cette conſidération que j'ai ceſſé de recommander la préparation du café au lait au lieu d'eau, ou d'y ajouter le lait ſur le feu, comme l'enſeigne le Docteur Fothergill; la ténacité du lait empêche que la ſubſtance ne ſe précipite, & que la liqueur ſoit conſéquemment pure. On ne devroit donc ajouter le lait au café, que lorſque la clarification en eſt entièrement achevée *.

Les Perſans rôtiſſent l'eſpèce de coque qui enveloppe la ſemence, & ils l'employent avec la ſemence même pour préparer l'infuſion à leur maniere. La liqueur en devient bien meilleure **: les

---

* Cette réflexion ſur la néceſſité de laiſſer repoſer la liqueur pour qu'elle ſe clarifie, ne ſe borne pas au café. Toutes les préparations liquides que nous employons comme *délayantes*, exigent la même attention. La bière, & particulièrement la petite bière, quoiqu'on néglige ſouvent de prendre cette précaution, doit toujours être ſoigneuſement épurée. La ſubſtance épaiſſe mêlée au mucilage de la dreche, eſt nuiſible à la digeſtion, & préjudiciable à la ſanté.

** » Quod vini loco ipſi potant; vendi-

Turcs font des capſules ſeulement une boiſſon exquiſe, fort rafraîchiſſante, & dont la bonne compagnie fait uſage dans l'été. Les François l'appellent *café à la Sultane.*

Les Turcs, les Arabes, les Perſans & les Egyptiens prennent du café, toute la journée, dans de petites taſſes, & ils l'avalent peu à-peu, auſſi chaud qu'ils peuvent le ſupporter *, & ce qu'on prépare de boiſſon avec trois ou

turque in publicis œnopolis, non ſecus quàm apud nos vinum. « *Proſper Alpin.* De Bon.

* *Thévenot. Herbert. Guillaume Keeling*, employé au ſervice de la Compagnie des Indes Orientales en 1607, eſt je crois le premier de nos Navigateurs Anglois qui ait fait mention du café. Il dit, que les habitans de l'île de *Socotora*, où il en trouva la premiere fois, « ſe régalent d'une choſe appellée *coho*, qui » eſt une boiſſon noire & amère qu'ils font » d'une graine venant de la *Mecque;* ils la » boivent fort chaude, & la croyent bonne » pour la tête & l'eſtomac. »

quatre

quatre onces de café eſt regardé chez eux comme une quantité modérée pour la journée d'une perſonne; dans les Colonies Hollandoiſes, Françoiſes & Angloiſes, le café eſt le déjeuné & le ſouper ordinaires.

Si à la connoiſſance des principes du café, fondée ſur un examen analytique & ſur diverſes expériences, on ajoûte les obſervations faites ſur le grand & en même temps très-innocent uſage qu'on fait de cette boiſſon; on ſera convaincu de l'injuſtice des conſéquences qu'on pourroit tirer contre l'uſage du café, d'après quelques inconvéniens qu'il peut avoir occaſionnés dans des circonſtances particulieres. Et ſi le témoignage non équivoque de l'expérience en a confirmé l'utilité dans pluſieurs contrées, où les maladies contre leſquelles il agit efficacement ne ſont rien moins qu'endémiques; ſi l'on réfléchit encore ſur les propriétés de ce grain, & qu'on faſſe en même tems attention à l'état de notre atmoſphère, à la nourriture, & en général à la manière de vivre des habitans de nos contrées, qui tourne tant au détriment de la jeuneſſe & de la beauté, & qui rend, dans les grandes Villes, les infirmités chroniques ſi communes; il paroîtra évident ſans doute qu'il doit réſulter des avantages d'autant plus grands de l'uſage général du café en Angleterre, que le pauvre peut facilement s'en procurer, & que dans certains cas, il peut ſouvent être employé comme un remède puiſſant & ſûr.

OBSERVATIONS
SUR LA CULTURE
DU CAFÉ,
PAR M. FUSÉE AUBLET.

LA découverte du caféïer, l'origine du café en boiſſon & les progrès de cet uſage chez les diverſes Nations du monde, ne ſont point les ſujets que je propoſe de traiter : pluſieurs Auteurs ont communiqué ce qu'il a été poſſible de découvrir ſur ces objets de curioſité, depuis Sylveſtre Dufour, qui écrivoit en 1686, juſqu'à M. Ellis qui a écrit en 1774, & qui, étant le dernier Auteur, doit être conſulté préférablement à tous les autres, parce qu'il en a extrait ce qu'il y a de plus intéreſſant & de plus sûr. Cependant comme chaque

Nation connoît mieux ce qui lui eſt particulier, que les autres, je rapporterai quelques faits que j'ai vérifiés autant qu'il m'a été poſſible.

L'uſage du café, qu'on fait remonter pour les Turcs à la fin du ſeizième ſiècle, paroît n'être devenu un peu commun dans le reſte de l'Europe, que vers le milieu du dix-huitième ſiècle; on a des preuves que durant le règne de Louis XIII, il ſe vendoit ſous le petit Châtelet à Paris, de la décoction de café ſous le nom de *cahove* ou *cahovet*.

Il paroît que le premier pied de café qui a été cultivé au Jardin du Roi, y avoit été apporté par M. de Reſſons, Officier d'Artillerie; mais ce pied étant péri, M. Bancras, Bourguemeſtre d'Amſterdam, envoya, en 1714, à Louis XIV, un pied de caféïer dont l'hiſtoire eſt intéreſſante, parce qu'il fut le père des premières plantations de café dans nos îles de l'Amérique.

Dès 1716, de jeunes plants élevés

des graines de ce pied, furent confiés à M. Isemberg, Médecin, pour les transporter dans nos Colonies des Antilles; mais ce Médecin étant mort peu de tems après son arrivée, cette tentative n'eut pas le succès qu'on en attendoit; c'est à M. de Clieux, que les îles ont l'obligation d'avoir formé de nouveau en 1720, le projet d'enrichir la Martinique de cette culture, & on doit à ses soins la réussite de ce second essai. Ce bon citoyen, pour lors Capitaine d'Infanterie & Enseigne de Vaisseau, s'étant procuré, par le crédit de M. Chirac, Médecin, un jeune pied de café élevé de la graine du caféïer, conservé au Jardin du Roi, s'embarqua pour la Martinique; mais je crois devoir laisser M. de Clieux rendre compte du succès de son entreprise, dans l'extrait d'une lettre qu'il m'a fait l'honneur de m'écrire à ce sujet, le 22 Février 1774.

» Dépositaire de cette plante si pré-
» cieuse pour moi, je m'embarquai avec

» la plus grande ſatisfaction; le Vaiſ-
» ſeau qui me porta, étoit un Vaiſſeau
» marchand, dont le nom, ainſi que
» celui du Capitaine qui le comman-
» doit, ſe ſont échappés de ma mé-
» moire par le laps du temps; ce dont
» je me reſſouviens parfaitement, c'eſt
» que la traverſée fut longue, & que
» l'eau nous manqua tellement, que
» pendant plus d'un mois, je fus obligé
» de partager la foible portion qui m'é-
» toit délivrée, avec ce pied de café
» ſur lequel je fondois les plus heureu-
» ſes eſpérances & qui faiſoit mes dé-
» lices; il avoit tellement beſoin de
» ſecours, qu'il étoit extrêmement foi-
» ble, n'étant pas plus gros qu'une mar-
» cotte d'œillet. Arrivé chez moi, mon
» premier ſoin fut de le planter avec
« attention dans le lieu de mon jardin
» le plus favorable à ſon accroiſſement:
» quoique je le gardaſſe à vue, il penſa
» m'être enlevé pluſieurs fois, de ma-
» niere que je fus obligé de le faire

» entourer de piquans, & d'y établir
» une garde juſqu'à ſa maturité.

» Le ſuccès combla mes eſpérances;
» je recueillis environ deux livres de
» grains, que je partageai entre toutes
» les perſonnes que je jugeai les plus
» capables de donner les ſoins conve-
» nables à la proſpérité de cette plante.
» La premiere récolte fût très-abon-
» dante; par la ſeconde, on ſe trouva
» en état d'en étendre prodigieuſemeut
» la culture. Mais ce qui favoriſa ſin-
» guliérement ſa multiplication, c'eſt
» que deux ans après, tous les arbres du
» cacao du pays, qui faiſoient l'occu-
» pation & la ſeule reſſource de plus
» de deux mille habitans, furent dé-
» racinés, enlevés & radicalement dé-
» truits par la plus horrible des tem-
» pétes, accompagnée d'une inonda-
» tion qui ſubmergea tout le terrein
» où ces arbres étoient plantés; terrein
» qui fut ſur le-champ employé avec
» autant de vigilance que d'habileté,

» en plantations de caféïers, qui firent
» merveille, & mirent les Cultivateurs
» en état de le répandre, & d'en en-
» voyer à Saint-Domingue, à la Gua-
» deloupe, & autres îles adjacentes,
» où depuis il a été cultivé avec le
» plus grand ſuccès, &c. &c. &c. «

Ce fut à-peu-près dans le même temps, que le café fut apporté à Caïenne. En 1719, un ſugitif de la Colonie Françoiſe, regrettant ce pays qu'il avoit quitté pour ſe retirer dans les établiſſemens Hollandois de la Guiane, & déſirant revenir avec ſes compatriotes, écrivit de Surinam, que ſi on vouloit le recevoir & lui pardonner ſa faute, il apporteroit des grains de café en état de germer, malgré les peines rigoureuſes prononcées contre ceux qui ſortoient de la Colonie avec de pareilles graines. Sur la parole qu'on lui donna, il arriva à Caïenne avec des graines récentes qu'il remit à M. d'Albon, Commiſſaire Ordonnateur de la Marine, qui se chargea de les élever : ses soins eurent le meilleur succès ; les fruits qu'eurent bientôt ses arbres furent distribués aux habitans, qui, en peu de temps, multiplièrent les caféïers au point d'en faire une culture lucrative.

La Compagnie des Indes, établie à Paris, envoya, en 1717, à l'île de Bourbon, par M. Dufougeret-Grenier, Capitaine de Navire de Saint-Malo, quelques plants de café Moka, qui furent remis à M. Desforges-Boucher, Lieutenant de Roi de cette île. Il paroît qu'il n'en restoit, en 1720, qu'un seul pied dont le produit fut tel cette année là, que l'on mit en terre pour le moins quinze mille féves de café.

Dans les divers pays où j'ai vu le café cultivé comme un objet principal de commerce, j'ai fait quelques observations relatives aux avantages & désavantages des différentes cultures de cette plante ; je crois devoir communiquer ici une de ces obſervations, qui peut être utile aux Colonies, ou du moins qui doit engager à faire des eſſais. J'ai, dis-je, remarqué que l'arbre du café qui eſt abrité des vents, garanti de la grande ardeur du ſoleil, & planté dans un terrein entretenu dans une humidité modérée par la nature du ſol, ou fréquemment arroſé par des rigoles, croît plus promptement, devient plus vigoureux, donne plus de fruit, eſt moins ſujet à être attaqué ou endommagé par les pucerons, & dure davantage que lorſqu'il ſe trouve battu des vents, expoſé à l'ardeur du ſoleil, planté dans un terrein aride, & qu'il n'eſt arroſé que par les pluies.

On obſerve aſſez généralement, que les plantes d'une même famille ſe plaiſent dans un ſol & une expoſition du même genre. La plupart des plantes de la famille des rubiacées, à laquelle le caféier paroît appartenir, aime les terreins frais, les abris des grands arbres, des brouſſailles, profite peu au grand ſoleil, ne ſouffre pas la taille, ſi ce n'eſt d'être rabattue ou coupée près de terre : il eſt rare qu'on trouve ces plantes iſolées ou expoſées à l'ardeur du ſoleil, non plus que dans les terreins bas ſujets à être inondés.

Mais ce n'eſt pas ſur de ſimples raiſons d'analogie, que je conſeille d'établir une culture auſſi importante que celle du caféïer. Voici des obſervations plus déciſives pour les Cultivateurs ; je les préſenterai dans l'ordre de mes voyages.

Lorſque je relâchai à Saint-Iago, l'une des îles du Cap-Verd, le premier Mars 1754, j'y vis des caféïers plantés à l'abri de grands arbres, & arroſés durant les ſéchereſſes par des rigoles pratiquées pour cet uſage : ces arbres, élevés d'environ ſept pieds, étoient d'une belle verdure & chargés de fruits ; leurs branches & rameaux s'étendoient en tous ſens.

J'arrivai à l'île de France au mois d'Août : j'y ai vu, ſur l'habitation de M. Marſac, dans un terrein mal cultivé rempli de *bidens*, appellé dans le pays *herbe à ſornet*, des caféïers d'une belle venue, chargés de fleurs & de fruits. Mais ils étoient entourés & ſéparés par des bananiers, des gouyaviers & des pêchers. Les caféïers n'étoient pas moins beaux dans les habitations Bigaillon, Vendôme, Géniès & Grainville, qui ſont des terreins un peu plus frais & plus arroſés par les pluies. En général, ce quartier eſt peu découvert; les défrichés ſont petits, bordés de grands bois, coupés de ruiſſeaux, & les caféïers y étoient abrités par beaucoup de bananiers, gouyaviers, pêchers, & autres arbres plantés çà & là au milieu d'eux. Enfin, les plus beaux arbres que j'ai vus, étoient des pieds plantés dans les cantons frais de l'île, ſur le bord des forêts, dans les pentes des ravines & ſur-tout au bas de ces ravines : malheureusement aucun des habitans de l'île ne faisoit du café un objet principal de culture.

En 1761, je passai à l'île de Bourbon quelques jours, & j'y parcourus les paroisses de Saint-Louis, Sainte-Suzanne, Saint-Denis & Saint-Paul. J'y ai observé des caféïers plantés en quinconce, exposés au grand vent & étêtés : ils portoient, à la vérité, beaucoup de café ; mais les arbres avoient un port triste ; on voyoit beaucoup de branches supérieures sans feuilles ; il y en avoit un assez grand nombre de sèches ou mortes ; les branches chargées de fruits étoient sans feuilles ; les nouvelles pousses, occasionnées par l'étêtement, étoient fortes, s'élevoient droites & ne présentoient ni fleurs ni fruit ; ce sont les branches inférieures, dont l'étêtement occasionne l'alongement, qui portent le fruit. Il semble que l'on a adopté cette taille des caféïers, parce qu'on a senti la nécessité de tenir le pied de l'arbre frais & humide, & que l'extenſion des branches inférieures garantiſſant le pied de la ſécheresſe, entretient plus frais le terrein occupé par les racines des arbres.

Mais cet expédient a lui-même des inconvéniens conſidérables ; les bleſſures qui ſe multiplient par cette taille, qui ſe pratique tous les ans, ou tous les deux ans, donne entrée à l'air & à l'eau dans les branches, facilite leur deſſéchement par le ſoleil ; ce qui occaſionne la carie, l'atrophie d'abord des branches, enſuite du tronc ; la feuille de ces arbres devient jaune, & le fruit de mauvaiſe qualité, parce qu'il n'arrive ni à ſa groſſeur, ni à ſa maturité. A cet état languiſſant de l'arbre, le Cultivateur ne connoît de remède que de le couper au pied; ce qui ſe fait lorſqu'il entre en sève; bientôt il repouſſe & avec force : mais dès qu'il eſt parvenu à trois ou quatre pieds de hauteur, on recommence l'étêtement qui a les mêmes ſuites funeſtes. Comme les caféïers ne périſſent pas tout-à-la-fois, on regarnit chaque année. Les Colons ne s'occupent pas à remédier plus efficacement aux pertes qu'ils éprouvent. Cependant ils ont tous les jours ſous les yeux ce que j'ai vu pendant mon ſéjour à Bourbon, que des caféïers plantés auprès des maiſons & des caſes, au bord des grands ruiſſeaux, au bas des ravines, parmi des gouyaviers & autres arbres; que ces caféïers, dis-je, plantés & venus ſans ſoins, ont plus de huit pieds, ſont d'une belle verdure, portent beaucoup de fruits & n'ont pas de branches par le bas; avantages que ces arbres paroiſſent devoir à ce qu'ils ne ſouffrent ni du ſoleil brûlant, ni des grands vents, ni de l'étêtement.

De retour en France au commencement de 1762, je reçus, au mois de Mai, des ordres pour me rendre à Caïenne, où j'arrivai le 21 de Juillet.

Voici ce que j'y ai appris ou obſervé ſur les caféïers de pluſieurs habitations. On me fit voir ſur l'habitation dite de *Saint-Louis*, qui appartient aux Miſſionnaires, un vaſte terrein qui avoit été couvert de caféïers plantés en quinconce : cette plantation qui rapportoit beaucoup, n'a duré que dix ans en rapport, puis elle a commencé à dépérir, & a été enfin entiérement détruite par l'ardeur du ſoleil : on y ſuivoit auſſi la pratique d'étêter les arbres. Il reſtoit encore ſur cette habitation un aſſez grand nombre de caféïers abrités par les caſes des Nègres ou par des arbres, & qu'on laiſſoit en liberté ſans les tailler ; ces caféïers étoient d'un très-bon rapport : il ſe trouvoit des caféïers dans le même état ſur l'habitation de M. Macay; ceux-ci produiſoient auſſi beaucoup.

M. de Monty avoit, dans la Guiane Françoiſe, au quartier d'Arouva, un excellent défriché planté de caféïers en quinconce. Ses arbres étoient d'une belle venue; cependant il se plaignoit de trouver chaque jour des arbres flétris, comme si les feuilles eussent été exposées à la vapeur de l'eau bouillante. L'abondance des pluies momentanées de ces contrées, l'action vive du soleil qui leur succède bientôt, échauffent tellement la terre à trois ou quatre pouces de profondeur, que la vapeur qui s'en élève est aussi épaisse que celle de l'eau bouillante. Est-il étonnant qu'un arbre qui aime le frais, & dont la feuille doit conserver de la fermeté, dépérisse promptement par de pareilles impressions fréquemment réitérées.

A mesure que les caféïers, venus pêle-mêle avec d'autres arbres qui ont favorisé leur accroissement en les abritant dans leur jeunesse; à mesure, dis-je, que ces caféïers deviennent gros, on élague les porte-abris, ensuite on les arrache : les caféïers s'étendent, portent un ombrage, un frais ſuffiſant à la terre; les troncs acquièrent la groſſeur du bras, & ils donnent un café ſupérieur à celui des autres Colonies, rond & petit comme celui de Moka, duquel il approche auſſi plus que les cafés des îles, parce que ſa maturité n'eſt pas précipitée par la ſécchereſſe du ſol.

De la Guiane Françoiſe, je paſſai à Saint-Domingue en 1764, & j'y ai fait les mêmes remarques ſur les plantations de caféïers dans les quartiers du Port-au-Prince, du grand & petit Goave, du fond des Nègres, du Mirebalais, juſqu'au Cap du Fort-Dauphin & du Môle Saint-Nicolas. Les caféïers abrités par des maiſons & des caſes, ou plantés dans des lieux bas, ont une verdure vive, & ne ſont jamais attaqués des pucerons; au-lieu que les caféïers des terreins ſecs, découverts, expoſés aux vents & au ſoleil, ſont ſujets à jaunir, à dépérir, durent peu, sont trop endommagés par les pucerons.

Aussi lorsqu'on destine un terrein inculte à faire une plantation de caféïers, s'il y a des arbres, il est à propos d'en conserver çà & là un nombre suffisant pour abriter les jeunes caféïers, & sur-tout de jeunes arbres qui étendent leurs rameaux, & aient un feuillage garni & toujours verd : on préférera ceux dont les racines ont peu d'étendue sur la surface de la terre, & sur tout ceux qui peuvent être d'une plus grande utilité, tels sont les jacquiers, manguiers, avocats, sapotilliers, abricotiers. Si le terrein, destiné aux caféïers, ne contient pas d'arbres, il convient d'y en mettre quelques-uns à des distances raisonnables, deux ou trois ans avant de faire la plantation, ou du moins en la faisant ; mais alors il en faudra davantage, & on en diminuera le nombre chaque année, à mesure qu'ils donneront de l'ombre. La terre n'a pas beſoin d'être profondément défoncée ; le plus important eſt qu'elle ne ſoit pas foulée, & comme ſcellée ou maſtiquée.

Preſque tous les ſols ou terreins conviennent au caféïer, même le ſol pierreux, pourvu que les racines le pénètrent aiſément, & qu'il ait une légère humidité; mais il ne réuſſiroit pas dans un terrein où l'eau ſéjourneroit, ni dans un ſol vaſeux : par exemple, il ne faut pas planter cet arbriſſeau dans les anſes dont la mer s'eſt retirée nouvellement, & où elle a laiſſé une terre tenace, glaiſeuſe, que le ſoleil sèche facilement, fait entr'ouvrir, & dont la ſurface ſe renflant dès qu'elle eſt humectée, bouche tous les paſſages à l'eau.

Il ne faut pas labourer fréquemment les plantations de caféïers, on riſqueroit de lever, déchirer, éventer les petites racines & le chevelu ; l'ardeur du ſoleil les deſſécheroit, enleveroit trop vîte l'humidité de la terre à une grande profondeur, & la réduiroit en poussière : il suffit qu'elle ne soit point foulée, dure, & tellement battue, que les pluies & rosées ne la puissent pas pénétrer & humecter; mais on doit avoir grand soin de la nettoyer des mauvaises herbes, qui, recevant les rosées, & pompant l'humidité des pluies, empêcheroient la terre d'en profiter, ou l'en dépouilleroient promptement.

La précaution d'avoir une pépinière de plants de caféïers devient inutile à ceux qui ont seulement trente caféïers en rapport, parce que les graines oubliées ou qui tombent, lèvent presque toutes, & fournissent du plant.

Un semis fait exprès, ne convient qu'à ceux qui ont dessein de faire une vaste plantation de caféïers, & encore ceux qui veulent s'en dispenser, trouvent chez leurs voisins du plant au-delà de leurs besoins. Cependant, si les

Cultivateurs entretenoient des pépinières de caféïers, & qu'ils y eussent en réserve de beau plant, ils auroient l'avantage de transplanter des sujets vigoureux & plus avancés. Au reste, quand une plantation est bien reprise, & que l'on donne aux caféiers la culture qui leur est propre, il est certain qu'une pépinière devient inutile.

CULTURE DU CAFÉ A PARIS.

Le café se conserve avec les plantes de la Zône Torride, dans des serres chaudes, où l'on entretient le thermometre à 15 degrés de chaleur; le plus ordinairement on place la plante dans une couche de terre, & on l'y laisse toute l'année. Cependant on peut la conserver dans des serres moins chaudes, & sans le secours de couche, il est même possible de le mettre à l'air libre pendant les trois mois les plus chauds de l'été. Cet arbre aime une terre légère & ſubſtantielle, les fréquens arroſemens pendant les grandes chaleurs lui ſont favorables; mais l'hyver, il faut les modérer.

On le multiplie rarement de boutures, quelquefois de marcottes; mais le plus ordinairement par le moyen de ſes graines. Ces dernieres doivent être ſemées ſur une couche chaude immédiatement après leur maturité; elles lèvent dans l'eſpace de trois ſemaines. Lorſque le jeune plant a acquis quatre pouces de haut, il convient de le repiquer dans des pots ſéparés; & chaque année, on les rempote dans des pots plus grands avec de nouvelles terres. Il eſt prudent de ne pas tourmenter les cafés par la taille, cet arbriſſeau eſt un de ceux qui s'y prêtent le moins chez nous: il faut donc le laiſſer croître en liberté, & l'on n'y perd rien du côté de l'agrément; il pouſſe des branches presque ras de terre ; elles s'étendent horizontalement, & sont suivies de plusieurs autres qui viennent par étages jusqu'au haut en diminuant de longueur ; ce qui fait une pyramide naturelle fort agréable. Son feuillage est permanent & d'une couleur verte foncée & luisante ; il est souvent chargé de fleurs blanches d'une jolie forme, & en même temps de fruits d'un beau rouge ; ce qui fait un fort bel effet. Cet arbrisseau est intéressant, & mérite d'être cultivé pour l'ornement des serres chaudes.

FIN.

APPROBATION.

J'AI lu, par ordre de Monſeigneur le Garde des Sceaux, un Ouvrage qui a pour titre : *Traité ſur les propriétés & les effets du Café*, par M. B. MOSELEY, Docteur en Médecine, traduit de l'anglois ſur la troiſième Édition, par M. LE BRETON, Inſpecteur Général des Remiſes des Capitaineries Royales, &c. avec les *Obſervations ſur la culture du Café*, par M. FUSÉE-AUBLET; & je n'y ai rien trouvé qui puiſſe en empêcher l'impreſſion. A Paris ce 9 Juillet 1786.

DESCEMET,

Cenſeur Royal.

PRIVILÉGE DU ROI.

LOUIS, par la grace de Dieu, Roi de France & de Navarre : A nos amés & féaux Conſeillers les Gens tenant nos Cours de Parlement, Maîtres des Requêtes ordinaires de notre Hôtel, Grand-Conseil, Prevôt de Paris, Baillifs, Sénéchaux, leurs Lieutenans Civils & autres nos Justiciers qu'il appartiendra, SALUT. Notre amé le sieur LE BRETON, Nous a fait exposer qu'il désireroit faire imprimer & donner au Public une Traduction de l'Anglois du *Traité sur les propriétés & les effets du Café*, par M. MOSELEY, Docteur en Médecine; s'il nous plaisoit lui accorder nos Lettres de permission pour ce nécessaires. A CES CAUSES, voulant favorablement traiter l'Exposant, nous lui avons permis & permettons par ces Présentes, de faire imprimer ledit Ouvrage autant de fois que bon lui semblera, & de le faire vendre & débiter par tout notre Royaume, pendant le temps de cinq années consécutives, à compter du jour de la date des Présentes: Faisons défenses à tous Imprimeurs, Libraires & autres personnes, de quelque qualité & condition qu'elles soient, d'en introduire d'impression étrangere dans aucun lieu de notre obéissance: A la charge que ces Présentes seront enregistrées tout au long sur le Registre de la Communauté des Imprimeurs & Libraires de Paris, dans trois mois de la date d'icelles; que l'impression dudit Ouvrage sera faite dans notre Royaume & non ailleurs, en bon papier & beaux caractères; que l'Impétrant ſe conformera en tout aux Réglemens de la Librairie, & notamment à celui du 10 Avril 1725, & à l'Arret de notre Conſeil du 30 Août 1777, à peine de déchéance de la préſente Permiſſion ; qu'avant de l'expoſer en vente, le manuſcrit qui aura ſervi de copie à l'impreſſion dudit Ouvrage ſera remis dans le même état où l'Approbation y aura été donnée ès mains de notre très-cher & féal Chevalier Garde des Sceaux de France, le ſieur HUE DE MIROMESNIL, Commandeur de nos Ordres ; qu'il en ſera enſuite remis deux Exemplaires dans notre Bibliotheque publique, un dans celle de notre Château du Louvre, un dans celle de notre très-cher & féal Chevalier Chancelier de France, le ſieur DE MAUPEOU, & un dans celle dudit ſieur HUE DE MIROMESNIL ; le tout à peine de nullité des Préſentes : Du contenu deſquelles vous mandons & enjoignons de faire jouir ledit Expoſant & ſes ayans cauſe pleinement & paiſiblement, ſans ſouffrir qu'il leur ſoit fait aucun trouble ou empêchement : Voulons qu'à la copie des Préſentes, qui ſera imprimée tout au long au commencement ou à la fin dudit Ouvrage, foi ſoit ajoutée comme à l'original : Commandons au premier notre Huiſſier ou Sergent ſur ce requis, de faire pour l'exécution d'icelles tous actes requis &

nécessaires : CAR tel est notre plaisir. DONNÉ à Paris le sixieme jour du mois de Septembre, l'an de grace mil sept cent quatre-vingt-six, & de notre Regne le treizieme. Par le Roi en son Conseil. *Signé*, LE BEGUE.

Registrée sur le Registre XXIII de la Chambre Royale & Syndicale des Libraires & Imprimeurs de Paris, N°. 755, fol. 52, *conformément aux dispositions énoncées dans la présente Permission; & à la charge de remettre à ladite Chambre les neuf Exemplaires prescrits par l'Arrêt du Conseil du 16 Avril 1785. A Paris, le 26 Septembre 1786.*

KNAPEN, *Syndic.*

FAUTES à corriger.

Page 76, ligne 14, *exisscentur*, lisez, *exciccantur*.

Page 79, ligne 18, Egypte ne parut, *effacez* ne.

Page 80, ligne 26, Molt; *lisez*, Malt.

Page 87, lignes 4 & 18; page 88, ligne 4, & page 89, ligne 16, *au lieu de* Flare; *lisez*, Slare.

Page 118, ligne 17, couche de terre; *lisez*, de tan.

Page 120, ligne 1, ras de terre; *lisez*, rez terre.

Fin de l'Errata.

www.ingramcontent.com/pod-product-compliance
Ingram Content Group UK Ltd.
Pitfield, Milton Keynes, MK11 3LW, UK
UKHW022032170726
13837UKWH00002B/552